W0464466

Docteur, si j'ai besoin serez-vous là ?

Henri Lafranque

Docteur, si j'ai besoin serez-vous là ?

Flammarion

© Flammarion, 2016
ISBN : 978-2-0813-7524-6

Avertissement

Je ne suis pas asthmatique. Je ne suis pas homosexuel. Je n'ai jamais respiré les aubépines du côté de Guermantes. Et pourtant Marcel Proust parle de moi. À vingt mille lieues de ce génie, la volonté archétypale pour déboucher vers l'universel fera que certains se reconnaîtront dans ce texte. Même des personnes qui ne me connaissent pas. Tous les noms sont tus, les prénoms sont changés. L'exigence du secret médical est entière. Parfois, certaines anecdotes regroupent plusieurs faits. Ainsi, si la vérité, toute la vérité, rien que la vérité ne peut être jurée, je revendique l'authenticité et le vécu.

Incipit

Il reste, paraît-il, peu de vrais Parisiens. La majorité est constituée de provinciaux récemment montés à la capitale. Il arrive que ceux-là se souviennent de leurs attaches rurales et y retournent de temps en temps. Et il arrive que certains tombent malades, le week-end passé les pieds dans la boue. Le médecin sur place fait le bon diagnostic, évident, donne le bon traitement, facile. Le succès entraîne le dithyrambe, d'autant plus que, par curiosité, le médecin a beaucoup questionné, écouté. Habitué à la double consultation, le contrôle *a posteriori* se pratiquant largement, le patient délivré et ravi revient chanter les louanges du médecin. Gêné, ce dernier minimise. On insiste : « Vous gâchez votre talent à la campagne, *mon* ostéopathe loue un bureau dans son immeuble. Je peux lui en parler. Vous devriez exercer à Paris… »

Non merci. On peut trouver son bonheur à soigner les ploucs.

1

Soigner, vous avez dit soigner ?

Ma sœur Anne-Marie a trois ans. Elle est victime du croup (laryngite aiguë attribuée à la diphtérie). Le médecin de famille passe tous les soirs pour l'injection de pénicilline et surtout pour libérer le fond de la gorge des membranes blanches qui l'obstruent. La manœuvre est impressionnante pour moi qui ai cinq ou six ans. L'amélioration spectaculaire et rapide fait naître l'envie d'être un sauveteur plus tard.

Mon impuissance devant les crises d'épilepsie de mon père conforte ce désir. C'est un curieux spectacle de voir son père si redouté réduit à l'état de pantin agité de soubresauts. Vous lui teniez la main il y a quelques secondes devant la vitrine où tournent des trains électriques (sa passion) et maintenant vous êtes seul. Il est absent, ailleurs. Vous sentez les larmes venir car des passants goguenards lancent : « Qu'est-ce qu'il tient, celui-là ! » Mon père, prenant du Gardénal, s'est toujours interdit la moindre goutte d'alcool.

J'ai toujours voulu être médecin. Mais il a fallu cette proposition d'écriture, cette réflexion, ce retour en arrière pour commencer à tirer le fil de l'écheveau d'une carrière.

Tout au long d'une « vocation » puis d'une carrière, les mots changent, les non-dits aussi. Altruisme, prestige, utilité, respect… C'est idiot mais on n'est pas sérieux quand on a dix-huit ans en 1968. On refuse le pouvoir médical, slogan gauchiste ancêtre de la prise de pouvoir par les malades et leurs associations de type AIDE.

Puis on comprend que pour ne pas tomber dans ce travers si socialement confortable, il faut l'accepter comme un fait : l'homme debout se place au-dessus de l'homme souffrant alité. Ayant accepté cette évidence, on peut la digérer et reprendre une place d'égal avec un savoir qui sera de toute façon toujours en retard sur la souffrance de l'autre et que l'on n'exercera pas comme un pouvoir. Mais cela prend plus de temps que la formation officielle.

L'autre. Et si c'était là l'appel, la vocation ? Non un positionnement en rapport mais une curiosité de l'autre. Une reconnaissance, aussi, et bien sûr, à terme, un essai de connaissance de soi-même. Faut-il toute une vie pour cela ?

Imaginons un médecin au bout du rouleau, épuisé par la vanité de ses efforts de soignant. Ce toubib doute de tout, de son art, de lui-même. Lucifer vient à passer. Le diable sent le désarroi et propose un marché au médecin. Il lui donne le pouvoir de *guérir* en imposant la main droite sur l'organe malade. Il dit bien *guérir*, pas soigner ni soulager. La guérison d'emblée, totale, absolue. Après tout il s'agit du diable. Le bon Dieu, lui, aurait soigné. Le diable, dans un ricanement, accorde l'omnipotence et la lie à l'omniscience : il faut diagnostiquer juste, connaître l'organe malade. Et comme il s'agit du diable, il met un prix à tout cela : un jour de vie du soignant pour chaque guérison. Il faut bien un engagement personnel !

Le début est facile. Glorieux et facile. Le médecin pose sa main droite sur un ganglion et la leucémie de la jeune femme guérit en moins d'une semaine. Il pose sa dextre sur une poitrine et le cœur insuffisant retrouve une vitalité complète. Il hésite plus longtemps pour le cerveau mais il est ému par l'épouse brutalisée par son mari atteint d'Alzheimer. Il est tout aussi efficace. Sa réputation enfle. Les demandes affluent. Il commence à penser au coût : un jour de moins chaque fois, défalqué d'un total inconnu. Ne pas gaspiller. Éliminer les diagnostics erratiques qui peuvent utiliser plusieurs vies : on propose un symptôme digestif ou dermatologique, mais c'est sur la tête que l'on devrait imposer la main. Il y a les vrais hystériques qui se plaignent de tout sauf du cancer qui les ronge, les névrotiques qui tombent malades d'être guéris. Seule une pathologie les équilibre. Mais même en éliminant (et après tout de quel droit ?) tous ceux-là, le temps défile trop vite. Le médecin prend une décision radicale, l'amputation de la main droite. Mais il ne sait pas qu'il ne reste qu'un jour au compteur. Il meurt le lendemain d'une hémorragie non contrôlée du moignon. Les malades se rendent encore sur sa tombe et certains guérissent. Le plus étonnant est que la main miraculeuse n'a pas été enterrée avec la dépouille : elle a été jetée avant.

Je n'ai jamais rencontré le diable. Ou je ne l'ai pas reconnu. Je ne crois pas aux miracles. Mais les patients ont parfois besoin d'y croire.

2

Petit Toubib deviendra grand

Qu'est-ce qui définit un médecin ? Pour moi, deux choses : le contact physique avec le corps de l'autre et le stéthoscope, symbole de l'exploration de l'intérieur de l'autre. On a essayé de redéfinir la profession médicale sur la base d'équations, de statistiques : cela assure un niveau d'instruction des étudiants, pas un niveau de compréhension des patients par les professionnels.

J'ai lu une observation hospitalière réduisant une femme à sa douleur pelvienne et à son examen clinique mis en équation TR + TV = 0. Soit rien à signaler aux touchers rectal (TR) et vaginal (TV). Au fait elle s'appelle comment la colique néphrétique de la 212 ?

Une fois reçu à ce concours qui crée les déserts médicaux[1], le jeune étudiant va approcher le corps de l'autre. Le corps mort avant le corps souffrant.

1. Le passage de la première à la deuxième année se fait sur

L'ambiance des travaux pratiques d'anatomie est particulière. Ils ont lieu dans les sous-sols de la vieille faculté de médecine. Pas de campus paysage. Un bâtiment ancien, massif, en plein centre-ville, des statues néo-classiques d'Apollon, Hygie ou Panacée écrasent les impudents qui montent vers le savoir. Sous ces pierres imposantes, des caves dignes d'un film d'horreur de la Hammer. Pas de cercueil, mais des cuves où flottent entre deux eaux des corps humains déjà multidisséqués : on ne va pas gaspiller un corps tout neuf pour des premières années.

Quand on veut être médecin depuis son plus jeune âge, le premier cours d'anatomie et le premier contact avec un cadavre sont bouleversants. Mais l'écœurement vient non du corps plusieurs fois mort mais de la réaction de certains. Saisi de la sacralité de cet humain abandonné à nos mains gantées exploratrices, je ne supportai pas les ricanements obscènes et les gestes honteux. Cela m'a détourné pour toujours de tout esprit carabin et de tout bizutage.

---

concours très sélectif, nécessitant un bachotage scientifique, où le nombre des reçus est fixé par chaque université selon ses propres critères. Le *numerus clausus* tient compte des besoins et possibilités de chaque CHU et non des besoins de la population.

On croise un à deux ans après le patient alité. Mais hors de son contexte personnel. À l'hôpital.

Le plus vieil hôpital de la ville, où je fis mes premiers pas, fut couvent, prytanée militaire et prison. Les couloirs longs, sinistres réussissent le prodige d'être vides et bruyants : pas de présence humaine visible, les bruits ont tous l'air de venir d'ailleurs. Les murs ont été blancs, ils sont sales. Les dalles du sol se décollent par endroits. Les chambres sont plus hautes de plafond et longues que larges. Impression de geôle avec, au fond, le patient/prisonnier qui reçoit tous les matins le grand patron et sa cour. C'est le rite de la visite : au mieux pédagogique, plus souvent one-man-show pédant, toujours pour célébrer la maladie, sans rapport avec le malade. Les visiteurs se tassent derrière l'autorité savante. Seule la surveillante ou une infirmière préférée se tient à hauteur du mandarin. La hiérarchie est très marquée. On ne demande jamais au patient son accord pour cette intrusion et pour que toute son intimité souffrante soit jetée en pâture.

Ma première auscultation, ma première utilisation de l'outil de Laennec fut une catastrophe à la hauteur de la fierté imbécile que j'arborai, le stéthoscope autour du cou. L'interne chargé de mon instruction avait d'autres chats à fouetter et m'abandonna, sans même me présenter, devant la chambre d'une femme obèse, hospitalisée pour maigrir en vue d'une chirurgie abdominale. Empêtré par le dilemme de m'annoncer ou non avec le titre de Docteur, je bredouillai mon nom, mon titre d'étudiant et demandai à la patiente l'autorisation de l'examiner. Si Petit Toubib avait su regarder, il aurait remarqué qu'elle n'était pas dupe de son ingénuité.

Elle accepte. Petit Toubib cale le stéthoscope dans ses oreilles et pose le pavillon sur le tissu qui recouvre la poitrine. Il n'entend rien. Il ne lui vient pas à l'idée qu'il est victime de son inexpérience. Il pense que l'épaisseur de la graisse sous-cutanée en est la cause. Il décide de poser l'outil sous le sein. Il est surpris par le poids de la mamelle. Il la laisse choir et celle-ci lui arrache le stétho des oreilles et l'engloutit. Ainsi désarmé, Petit Toubib n'a plus aucune contenance. Il cherche son stétho, ne voit rien qui dépasse, n'ose toucher, ne sait que dire. C'est la dame très aimable qui extirpe de sous son sein la lyre puis le pavillon. « Le voilà, Docteur », dit-elle avec un léger sourire. Petit Toubib, rouge de honte, quitte la chambre après un merci qui ressemble à un sanglot.

Il faut que le cœur se brise ou se bronze, dit l'adage. Qu'il peut être douloureux de s'affirmer médecin ! Les patrons ne vous aident pas toujours. Toute hiérarchie s'appuie toujours sur une couche minable ou jugée telle. La révolte étudiante de 1968 n'a pas pénétré facilement les couloirs des grands hôpitaux. On entendait encore dire que l'espèce animale la plus misérable juste après les vermisseaux était celle des étudiants en médecine. Ce qui faisait rire jusqu'aux aides-soignantes qui se vengeaient ainsi d'être considérées comme transparentes par tous ces futurs grands médecins. Il faut dire qu'ils étaient très occupés à leurs luttes intestines pour savoir qui aurait tel ou tel poste. Ils étaient rebelles à leur façon, cherchant à renverser les mandarins, non pour dépoussiérer le système mais pour prendre leurs places et exercer les mêmes prérogatives.

Bref, il faut s'accrocher. Heureusement, de temps en temps, un appui solide croise la route de l'étudiant isolé : une surveillante attentive à vos qualités en devenir, une infirmière qui soutient votre intérêt pour un geste réputé basique ou, mieux encore, un patient qui vous renvoie l'image gratifiante d'être utile.

Ainsi, de spectateur, l'étudiant passe au statut d'externe. Il travaille dans un service. La plupart du temps sur des dossiers. Le contact avec la réalité, avec l'humanité souffrante se fait parfois de manière brutale.

Le car de tourisme a fauché une fanfare et les majorettes qui l'accompagnaient. L'afflux des blessés graves aux urgences du CHU n'a pas été régulé. Les traumatisés sont triés dans le service même. Une gamine de six ans est couchée sur un brancard, la jambe immobilisée dans une attelle gonflable. Elle ne dit rien, ne crie pas, les larmes coulent doucement sur ses joues, la tête obstinément tournée vers le brancard à côté où git sa sœur de dix ans, inconsciente, la moitié du visage emportée. Petit Toubib s'agite, ne sait pas par où commencer. Il se pose même des questions sur son utilité d'externe de garde. Comme personne ne pense à lui confier une mission, il décide de mettre un paravent entre les deux fillettes. Il est très fier de son geste et peut se concentrer à recopier la liste des entrées.

Pour supporter l'insupportable, l'esprit carabin peut être utile. Mais il ne peut tout excuser.

L'époque n'est pas encore au fibroscope. Les explorations orificielles se font avec des tubes rigides. Le patient, un digne quinquagénaire, présente des hémorragies rectales à répétition. Il doit donc subir une rectoscopie. À quatre pattes sur la table d'examen, il sait la présence, outre celle de l'examinateur, de cinq à six étudiants goguenards. La situation est gênante. Elle devient humiliante quand l'intromission de l'ustensile provoque un échappement gazeux qui vibre, sonore, dans le tuyau métallique. Petit Toubib est exaspéré des rires mal étouffés de ses acolytes.

Le temps passe. On apprend. Les gardes sont un moment béni : les plus anciens dans le métier ne peuvent tout faire et laissent les petits gestes aux externes.

Ce jour-là, il pleut sur la ville. La chaussée est glissante. C'est vendredi soir. Beaucoup de jeunes sont de sortie et les motocycles tombent. Petit Toubib sait qu'il va passer la nuit à suturer, à immobiliser des fractures. Il y a peu de différence d'âge entre lui et les victimes et il cherche à engager la conversation pendant les soins. Mais le fossé social est tel avec ces jeunes apprentis ou ouvriers qu'ils hésitent à admettre une connivence générationnelle avec Petit Toubib.

Celui-ci reconnaît pourtant ses congénères de l'école primaire. Mais les chemins divergent déjà trop. Quand le dialogue s'instaure, il n'est que sur l'immédiat. Le seul avenir envisagé par ses anciens camarades est le vendredi soir prochain ou celui d'après si on est trop blessé. On pourra recommencer, la bande, la mob, la bière et si on a de la chance, une fille.

Petit Toubib s'accroche pour échanger. Il a compris que médecin il est, médecin il doit se montrer. Il choisit le rock pour ouvrir un débat. Mais là aussi le fossé existe. Les Doors, Zappa *versus* Johnny ou Elvis. On se retrouve tout de même sur les Stones. Même la bande dessinée est marquée socialement. Gotlib, Bretécher, Druillet ne leur sont même pas connus. Petit Toubib a un projet de vie, de profession. Le copain en face de lui n'a rien à projeter. Et encore, à l'époque ce n'est pas forcément l'horizon chômage. Petit Toubib tu es déjà marqué par ton choix professionnel.

Le passage de l'autre côté peut être brutal. Charlotte est étudiante en médecine. En fin de cursus, elle est enceinte. Comme tout étudiant, elle ne jure que par le CHU. Elle y est donc suivie et attendue à terme. Elle est entrée un peu trop tôt par rapport au déclenchement du travail obstétrical. Elle attend dans sa chambre. La porte s'ouvre sur une horde de blouses blanches. Du chef de clinique à l'élève sage-femme, toute la hiérarchie hospitalière déboule.

Le chef de clinique continue la conversation pédagogique initiée dans le couloir et, sans une adresse particulière à l'alitée, tire les draps vers le bas, découvrant les cuisses, et demande un gant d'examen. Charlotte tire les draps vers elle en un geste élémentaire de pudeur et, sans se démonter, énonce :

— Vous sortez dans le couloir. Vous frappez à la porte. Vous attendez que je vous invite à entrer. Vous dites bonjour. Vous déclinez votre identité. Vous demandez l'autorisation de m'examiner.

Interloqué, le bataillon en blanc s'exécute. La porte fermée, le chef de clinique toque.

— Entrez.

— Bonjour, je suis le Docteur X, chef de clinique du service.

— Bonjour.

— Puis-je vous examiner avec les étudiants ?

— Non.

Et tout le monde repart. Pas sûr qu'une non-étudiante aurait osé.

Petit Toubib sait vite qu'il n'est pas du sérail. Entre les fils de, les filles de et les filles de pas grand-chose mais qui doivent trouver un mari notable, ils sont peu nombreux les fils des classes moyennes. Les plus socialement malchanceux mais brillants ont toujours le recours de l'École de santé navale pour s'imposer dans le milieu[1]. L'avantage de l'uniforme est de lisser les écarts. La blouse blanche est aussi un uniforme. Mais sorti de l'hôpital, on ne porte pas de blouse blanche. Petit Toubib apprend seul dans le silence de la bibliothèque, pas forcément selon le calendrier des cours et des examens. Il tourne autour d'un cas aperçu dans un service de médecine, devient incollable sur la sclérose en plaques car un patient pile de son âge en est atteint. Il se passionne pour l'incompatibilité fœto-maternelle[2] car il a vu une jeune mère folle d'inquiétude et de culpabilité, personne n'ayant pris le temps de lui expliquer.

Il fouille aussi les antécédents de ce vieux monsieur si gentiment bavard malgré son insuffisance cardiaque, son manque de souffle qui lui coupe

1. L'École de santé navale, ouverte sur concours difficile, présentait la particularité d'être une École militaire avec un enseignement universitaire civil. Le prestige de cette École aidait à l'intégration sociale.

2. La différence de groupe sanguin entre la mère et le fœtus porté peut entraîner la production d'anticorps destructeurs pour les globules du bébé avec une anémie grave *in utero* ou à la naissance.

souvent la parole. Petit Toubib se fait remettre vertement en place par le chef de clinique parce qu'il a osé émettre une hypothèse diagnostique trouvée dans le dossier de ce monsieur. Il aurait aimé en discuter mais il n'a pas encore le grade pour penser. Il faut jouer le jeu.

Petit Toubib comprend petit à petit que futur confrère il n'est pas. On lui reprochera plus tard de trahir sa caste.

Mais il y a aussi une grosse différence avec les collègues. Petit Toubib est marié et vite père de famille. Il connaît Nicole depuis l'âge de quatorze ans. Ils ont vu cousins et copains se marier. Il fallait bien en finir. Oui mais les études ? Troisième année de faculté, on se fiance, ça se fait encore à l'époque. Quatrième année, on s'épouse. Nicole travaille, gagne peu. Le petit appartement prêté par la belle-famille se révèle un appui qui ne se démentira jamais. On est heureux avec les copains et les cousins. Les amis hors faculté sont là. Un depuis l'école primaire. Toujours présent. Un autre par le sport. Toujours là.

Cinquième année, Charly arrive, on se marre encore plus. Mais c'est dur de travailler avec un bébé qui préfère rigoler plutôt que dormir. À la soutenance de thèse de son Petit Toubib de père, qui a tenu à sa présence, il échappe à la surveillance de la famille, se plante devant le jury et les menace d'une arme fictive. Pas de problème, on en ressort Toubib. On s'embrasse, on se congratule. Enfin, avec les présents : la belle-famille qui y va de sa petite larme. Pour sa propre famille, il faudra aller les voir. Ils ne sont pas venus, peu investis dans le cursus universitaire. Jaloux ? Méfiants ? Peur de ne plus être considérés ? Mon père répondait aux demandes de voisins qui s'inquiétaient de mon devenir : « Il est brancardier quelque part. »

Petit Toubib recherche un ancien dossier dans les archives du service de cardiologie. Il doit retrouver les antécédents d'un patient pour exploration complémentaire. Et tombe sur le dossier de sa grand-mère paternelle, décédée il y a plus de dix ans. Il ne savait même pas quelle était la cause de son décès, ayant été tenu à l'écart par la dispute des deux frères autour de la minable succession. Il voit la gravité, l'*exitus* salvateur de lourdes séquelles insupportables. Il pleure mais il est soulagé de reconstituer cet épisode tabou. Sa peine remet en perspective la peine des alités et de leur entourage.

Il sait maintenant que chaque histoire personnelle est plus complexe qu'un débat d'école autour d'un cas.

3

Le pivot du système

La venue au monde de notre petite fille me permet l'exemption du service militaire et précipite les décisions pour l'avenir. L'envie de se poser en foyer indépendant est plus forte que celle de poursuivre des études spécialisées un moment envisagée. Nicole est pourtant d'accord pour continuer les efforts, sauf pour cancérologie et psychiatrie. On partage tout, elle me connaît par cœur : elle sait que je ne pourrai pas m'empêcher de lui parler de mes inquiétudes professionnelles et ces deux spécialités la déstabiliseraient facilement. Je serai donc généraliste.

La décision de m'installer est prise après des remplacements lucratifs. Lucratifs, certes, mais insuffisants pour le rachat d'une patientèle. La vente d'un cabinet de médecine générale se fait à l'époque sur la base de trente à soixante pour cent du chiffre d'affaires annuel. Souvent il faut acheter en sus l'immobilier. Il faut créer. On se pose donc en milieu semi-rural, près de mon CHU formateur.

L'époque est à la pléthore médicale. L'accueil est tiède. Les débuts sont poussifs. Je me cherche. Professionnellement, socialement. Je me perds. J'essaie de m'intégrer à tout prix. On me propose de rentrer au Rotary. Je n'y ai jamais pensé mais pourquoi pas ! Je ne peux toutefois pas totalement jouer le jeu. Comme cette soirée habillée où je débarque en smoking (de location) et chaussures de tennis blanches (neuves). Je suis beaucoup plus à l'aise en créant une amicale laïque pour animer le village. Le mot « laïc » effraie. Je ne comprends toujours pas pourquoi.

On fait du théâtre en amateur. Fabuleuse expérience et rencontres qui perdurent aujourd'hui en amitié. Un petit Édouard rejoint Charly et Aude. On a la prétention de construire une maison. Comme nous aimons tous les deux l'art donc l'architecture, on veut une maison d'architecte.

Folie, la phynance a ses réalités et ses exigences. Le cabinet est un échec. Il faut partir. Douleur, arrachement. Les gamins dessineront des maisons et les déchireront pendant longtemps. Retour au salariat hospitalier. Je ne sais plus où est ma voie. Je n'arrive pas à envisager une nouvelle installation. J'évoque la possibilité de reprendre des études en spécialité. Nicole recommence à travailler. Heureusement un boulot humainement enrichissant. La vente de la maison éponge les dettes et la sollicitude familiale permet de repartir plus loin en rachetant des parts dans un cabinet rural.

Petit Toubib n'est plus, c'est désormais Toubib qui entame une deuxième vie. Mais petit ou grand, Toubib est foncièrement le même. De l'échec on tire des leçons, mais les étonnements et les emportements sont identiques. Petit Toubib et Toubib ont toujours trouvé suspect le tutoiement immédiat et systématique entre confrères. Est-ce un signe de connivence, une complicité douteuse d'élite ? Petit Toubib a respecté, voire admiré certains de ses patrons. Toubib a respecté certains de ses pairs mais ne s'est jamais senti lié d'amitié. Petit Toubib a longtemps espéré une communauté d'idées. Toubib a même cru un moment, le temps de son association avec un notable rural, pouvoir se glisser dans le moule. Il a joué le bourgeois. Mais les réunions professionnelles ont été de plus en plus pénibles. Il supportait mal l'autocélébration et la responsabilité de tout échec renvoyée sur l'administration ou les patients. Aucune remise en cause, aucune réflexion. Il a beau se jurer de ne rien dire cette fois, il réagit toujours. Il sait pourtant qu'il peut être virulent et donc mal perçu.

Toubib a vite compris sa position minoritaire. Il ne fait pas bon s'opposer au courant libéral dominant. Il ne répond plus aux sollicitations professionnelles. Il ne reçoit plus les démarcheurs des laboratoires pharmaceutiques. Il prend les informations dans la presse indépendante. Il va cependant renouer autour d'un projet gérontologique. Il avalera quelques couleuvres, une légère compromission envers l'industrie du médicament. Mais c'est au cours aussi d'une de ces réunions qu'il s'emporte une fois de plus. Toléré, il est. Accepté, peut-être. Mais considéré comme pair, certainement pas. Il subit la condescendance de médecins hospitaliers qui, empêtrés dans leur querelle de chapelle, se retrouvent pour taper sur les généralistes. Toubib est trop libéral pour les salariés, trop service public pour les libéraux.

L'association dans le cabinet rural ne durera pas. Toubib prend sa liberté et ses aises. Il travaille avec Nicole à l'accueil, au secrétariat et à la comptabilité, mais aussi au soutien, à l'écoute et à l'amour.

Les enfants ont grandi, on peut les mettre à contribution au cabinet. Ils vont connaître les journées trop longues, les sorties programmées annulées au dernier moment, la tyrannie de certains patients qui ne laissent même pas le temps de se présenter au téléphone et déversent toute leur peine et leurs difficultés. On ne s'étonnera pas qu'aucun n'ait voulu être médecin.

Finalement l'équilibre se trouve vite. La charge de travail est lourde mais la complicité totale dans l'organisation du cabinet permet enfin l'exercice médical souhaité depuis longtemps Du lundi au vendredi, et le samedi matin, les nuits une semaine sur deux, un week-end sur sept. Ça occupe une vie. La reconnaissance des patients paie bien de la peine : un faisan, un canard, des œufs, des légumes. Ici, c'est bio sans se poser la question.

Les vrais soucis sont périphériques. La complexification administrative qui oblige à passer les dimanches matin au cabinet : dossier ALD, Cotorep puis MDPH, Apa, déclaration médecin traitant, protocole de soins, bons de transport, entente préalable, certificats pour banques, assurances, crédits, tutelles, Éducation nationale, grande gourmande de paperasserie médicale, souvent sans aucun sens sinon de fuir d'éventuelles responsabilités. Les courriers pour les confrères correspondants ! D'autant plus pénibles à faire qu'ils ne servent souvent qu'à maintenir le patient dans l'imbécile parcours de soins. Avant cette réforme stupide et inutile, le patient pouvait consulter, sans courrier dermatologue, ORL, psychiatre. Imaginez l'inanité d'un courrier pour verrue plantaire, pour surdité liée à l'âge, pour chagrin post-divorce.

Une autre imbécillité, qui plus est délétère pour les personnes âgées, est l'hospitalisation obligatoirement via les services d'urgence. Cela encombre ces services, crée des maltraitances et aboutit parfois au séjour d'un homme victime de sciatique en service de gynéco-obstétrique.

Ces courriers d'accompagnement ont peu de chances d'être lus. Ils restent souvent dans les poches du premier intervenant, ce qui occasionne des demandes de renseignements *a posteriori*, ce qui bien sûr est chronophage.

Ah ! Si Petit Toubib avait su ! Prolo pour prolo, il n'aurait pas été généraliste. Tout ce qu'il avait cru apprendre et comprendre va se diluer entre une activité de garde-chiourme administratif et une fonction de simple aiguilleur, rabatteur pour spécialiste. Le plus mal vécu, ce sont les moments passés à supplier des secrétaires de bien vouloir donner des rendez-vous dans des délais corrects. Tout ça pour ça…

Rien de grave, Toubib ! On t'aime bien. Oui, mais ça fait plaisir de voir son travail reconnu. Or, quand dans un courrier « sortie d'hôpital » sa première démarche diagnostique n'est même pas mentionnée, comme si le malade était venu de lui-même sans lettre d'introduction, ça vexe. Tais-toi, tu n'as pas le droit de diagnostiquer, encore moins de traiter. De plus en plus de produits sont à prescription réservée. Interdit pour toi, autorisé pour un interne encore en formation. Dans certains plans nationaux type cancer ou Alzheimer, tu ne peux même plus annoncer le diagnostic grave tout seul. Toubib se fera par exemple reprendre par un urologue pour avoir parlé de cancer de la prostate avant lui ou par un géronto-psychiatre pour ne pas être passé par une consultation mémoire labellisée avant de conseiller une famille inquiète.

Toubib essaie un jour de modérer une ordonnance trop lourde, pas tout entière utile. La malade se récrie :

c'est le spécialiste qui l'a dit ! OK. Toubib bat en retraite. C'est donc la Caisse de sécurité sociale qui le prend à partie pour une ordonnance trop chère. Toubib se défend comme il peut. On lui a toujours dit qu'il était le pivot du système. Pivot, ça va quand le système tourne rond. Oui mais il ne sait plus où est l'essentiel. Utile, il faut être utile.

Juste en face du cabinet de Toubib consulte le psychiatre du Centre médico-psychologique. Le schizophrène qu'il reçoit n'a pas pris son traitement depuis quelques jours. Il est en plein délire. Il s'énerve quand le praticien lui propose une hospitalisation, bouscule les meubles et part en claquant la porte. Le psy, qui veut rentrer chez lui, demande à l'infirmière présente d'appeler Toubib pour qu'il arrête tout et parte sur-le-champ à la recherche de ce patient que, lui, connaît bien. Et devinez quoi ? Toubib, recentré sur l'essentiel, va lancer l'alerte et avec les pompiers retrouver le paranoïaque en prière dans une petite église. Toubib sait que le patient est facilement mystique.

Utile, Toubib, il faut être utile.

4

Choisir son camp

On peut résumer l'enseignement médical à une formule. Apprendre au mieux pour étayer le choix, afin de prendre une décision, la meilleure pour le patient. Quand on est médecin généraliste, il s'agit le plus souvent d'un exercice solitaire. La vraie difficulté de l'exercice de l'omnipratique est dans ce choix assumé seul. Le premier choix engage plus que le dossier de l'instant : il engage toute une carrière.

Manuscrit retrouvé dans le grenier par ma fille qui recherchait des souvenirs d'enfance. Écrit en plein doute après l'échec de la première installation. Tentative de se repositionner sur un vécu douloureux. Pansement sur une blessure narcissique professionnelle.

Texte oublié mais non détruit.

Il n'y a pas de hasard.

Le premier appel de nuit. La première urgence. Pourvu que ce ne soit pas un accouchement. Installé depuis un mois dans ce petit village et cette nuit de février, trois heures le coup de sonnette. C'est vous le docteur ? Vous pourriez venir voir la voisine ? Son homme m'a dit qu'elle était en train d'accoucher.

Eh bien voilà la tuile ! Ce petit bonhomme, qui, appuyé au chambranle, éclaire encore la sonnette avec une lampe de poche, vient de prononcer les mots fatidiques : « en train d'accoucher ». Obligé de se jeter à l'eau. Toubib n'aimait pas l'obstétrique, n'a pas voulu faire de stage au milieu de parturientes tout entières à leurs douleurs que l'on doit appeler contractions, précédées de ce ventre arrondi, lourd de tout un avenir, peut-être encore plus de tout un passé, de tout ce rituel de la grossesse dont il a toujours souffert de se sentir exclu en tant que mâle. Il n'a posé une oreille attentive que sur l'utérus plein de ses œuvres, prêté attention qu'aux frémissements lui appartenant à moitié. Il va devoir aider, guider, participer à l'arrivée d'une boule sale, vagissante, bleu grisâtre dont tout le monde guettera le cri. Il va devoir faire ces gestes et ne les a pas appris. Il va se retrouver devant ce phénomène mystérieux sans pouvoir se réfugier derrière une technique, remplaçant le rite païen séculaire réservé aux femmes par un rite scientifique où il aurait pu avoir le beau rôle. Toubib rassemble ses idées et les quelques boîtes d'instruments nécessaires. Il cherche le petit manuel d'obstétrique qu'il a acheté et suit le voisin cicérone. Le hameau regroupe quelques masures, ancienne dépendance d'un ancien domaine aujourd'hui éparpillé au gré des successions. L'inévitable chien aboie et secoue sa chaîne. La lumière coule sous la porte et dessine la géographie du seuil de pierres disjointes et terre battue. Un échange rapide et gêné de quelques civilités et tout de suite agressive, entêtante, écœurante, l'odeur d'urine de chat. Elle semble procéder des murs, des meubles, de toute la maisonnée. Seul l'âtre où finissent de rougeoyer des ceps de vignes au milieu de planches bêtement droites, échappe au remugle pisseux. C'est en haut, Docteur. Une pièce en soupente, deux lits en fer côte à côte, une ampoule électrique nue qui éclaire crûment et parcimonieusement. Dans un amoncellement de couvertures marron et grises, la femme ou plutôt la toute jeune fille, épaisse, pâle, luisante, calme, les yeux ébahis et entre les jambes par-dessus les couvertures, l'enfant.

— Mais c'est fait ?

— Oui. On croit qu'il est mort.

Toubib n'a à extraire l'enfant que d'un nid de tissu. Il est plié dans des linges qui furent blancs puis dans une couverture. C'est un garçon, cordon coupé, beau, non fripé, bleu, mort.

— Mais enfin que s'est-il passé ?

L'ex-future mère roule des yeux ronds sans rien dire. Toubib a presque envie de la gifler. Elle pourrait au moins pleurer. C'est le grand-père qui parle.

— Elle nous l'avait pas dit qu'elle attendait. Elle a dit qu'elle savait pas.

— Ma femme te l'avait dit, Christine.

Tiens, le voisin est toujours là.

— Ben oui mais je croyais pas que c'était comme ça.

— Et tes règles ?

Elle baisse les yeux et rougit un peu, comme si Toubib avait dit une grossièreté. Celui-ci s'en veut de la tutoyer et de ne pas l'avoir encore examinée. Bon, l'accouchement est terminé mais la délivrance ? Elle ne comprend manifestement pas.

— Christine, réponds au docteur.

La voisine est là aussi. Elle bouscule les hommes qui bien sûr n'ont rien à faire là. Elle tolère Toubib car il est médecin, mais le grand-père, l'oncle, le concubin doivent partir. Elle les bouscule, les repousse dans l'escalier, s'aperçoit que son mari est toujours présent, laisse éclater sa vindicte sur ce vieux salaud qui espérait bien voir des cuisses. Puis, très maternelle, s'assoit sur le lit entre le bébé mort et l'accouchée et traduit ses silences.

— Vous comprenez, Docteur, cette petite, personne s'en occupait. Je voyais bien qu'elle grossissait et qu'elle ne lavait plus ses culottes. Je lui ai dit Christine t'as le ballon. Va voir le docteur. Elle m'a dit : c'est que je suis constipée. Pépé me donne de la mauve. Quand on couche avec un homme, même qu'on est pas plus dégourdi que cette petite, c'est rare que ce soit la constipation qu'il vous refile.

La jeune mère se soumet avec un reste de pudeur à l'examen. Toubib lui dit que le passage à l'hôpital est inévitable mais veut comprendre. Il demande à la voisine de faire venir une ambulance, espérant pouvoir parler seul avec la fille. Mais elle ne décampe pas facilement. Elle crie dans l'escalier : Marcel, appelle l'hôpital qu'on vienne la chercher. En fait Toubib n'a pas le courage de l'écarter. Il n'ose pas affronter seul l'indifférence désarmante et l'enfant mort.

— Raconte-moi cette nuit.

— Ben j'ai eu mal au ventre. J'ai cru que c'était l'heure des cabinets. Je me suis levée mais en passant sur Francis, j'ai senti tomber, ça a fait ploc par terre et c'est tout.

— Tu veux dire que tu étais coincée entre le mur et ton copain. Tu as dû l'enjamber et c'est dans ce mouvement que… Enfin, que… Qu'est-ce que vous avez fait après ?

— On a été réveiller Pépé et Bébert. C'est mon oncle Antoine qu'on appelle Bébert.

— Mais l'enfant ? Qui a coupé le cordon ? Ne me dis pas que tu n'as pas vu que le bébé tenait à toi par un cordon. Vous avez dû le couper. Ça a dû saigner. Tu as dû t'en rendre compte.

— J'sais pas.

Toubib a envie de hurler, voire de frapper cette montagne d'ignorance, de bêtise, d'arriération. Il a l'impression de sombrer dans un misérabilisme sordide. Le lumpenprolétariat paysan existe. Cette réalité le frappe de plein fouet. Comme l'odeur de pisse de chat et l'enfant mort. Une idée affreuse lui vient : on ne peut laisser le petit comme ça. La voisine verbalise sa crainte.

— Faudra quand même faire attention aux rats. C'est pas chrétien ça.

Le mot chrétien rappelle Toubib à ses devoirs administratifs. Il faut savoir si l'enfant a vécu. Il faut savoir la cause de sa mort. Il faut savoir si autopsie ou pas, enquête ou pas, prime à la naissance ou pas. Ce dernier point éveille l'intérêt du grand-père. Toubib commence à se reprocher de faire du social sur le dos d'un bébé mort. Pépé dit :

— De toute façon il ira en terre comme un chrétien. Il aura sa boîte comme tout le monde.

Il se retourne vers le jeune homme. Demain tu viendras avec moi à la mairie. Puis chez le curé. On verra après le menuisier. On lui demandera d'attendre la prime mais le petit aura sa boîte.

Toubib sort pour attendre l'ambulance. Surtout pour fuir l'odeur de pisse de chat, le sordide et sa responsabilité. Déclarer l'enfant né vivant puis mort ? De quoi ? Refuser le certificat de décès ? Demander une autopsie ? Sont-ils coupables de leur ignorance, de leur bêtise ? De leur statut social ? Qu'attendent-ils de Toubib ? Après tout ils auraient pu enterrer le gamin. Personne n'aurait dit quoi que ce soit. Ils l'ont appelé pour donner une vraie existence légale ou au moins sociale à cet enfant.

À l'intérieur, les hommes sont groupés autour du feu. Le grand-père appuyé au chambranle, l'oncle le béret repoussé sur la nuque et le voisin le crâne luisant, les mains entre les genoux, regardent vers les braises. Ils ont débouché une bouteille de vin rouge et bu. Recroquevillé entre le mur et la cheminée, le concubin a ramené les talons sous ses fesses. Il reste silencieux, honteux, coupable, misérable, ne mendiant ni regard ni parole, les yeux pleurant de fatigue à fixer le cafard qui déambule entre les carreaux de terre. À l'écart, au rancard, serrant de ses bras ses cuisses et de ses cuisses son pénis coupable. Il semble dépassé, essayant de comprendre.

— Vous pourriez peut-être m'expliquer ?

L'intervention de Toubib le tire de sa torpeur. Il le fixe du regard et ce regard dément son attitude : un mélange de rouerie inquiète, de méfiance inquisitrice. Il ne desserre pas pour autant les dents. Toubib est lâche, il ne pousse pas plus loin l'interrogatoire. Il remonte à l'étage.

Toubib défait le linceul improvisé. Il a du mal à palper le corps du bébé. Ses doigts sont tenus à distance de la peau bleuâtre. L'enfant est beau. Il a gardé la position fœtale. Ses mains sont croisées devant sa bouche, prêtes à la succion du pouce. Les fines paupières diaphanes sont bien closes, ombrant de ses cils les joues rebondies. Toubib a été troublé adolescent par une gravure représentant un bébé endormi. Si troublé qu'il lui avait fallu le dessiner, plusieurs fois, afin de trouver l'exacte représentation du calme du sommeil profond sur ce visage. Il était satisfait du résultat esthétique mais pas de ce qui en émanait. Il n'arrivait pas à fixer sur les lèvres fines ce faux sourire, ce repos complet, cette béatitude : une expression de bonheur intelligent, pas simplement bonheur de la satiété, d'abandon dans le sommeil. Non, mais expression d'un accord total et profond entre la plénitude physique et intellectuelle, sensation d'un nirvana atteint. Cette expression, peut-être d'éternité, il la retrouve sur ce visage. Il croyait reproduire le sommeil, il aurait dû reproduire un masque mortuaire. Sourire désabusé, flottant au bord des cils, bonheur qui ne sait plus dire son nom, dégagé de sa cause. Ce qui devait être, est. L'accomplissement inéluctable, extrémité logique, point de non-retour du raisonnement. Cet être atteint son but. Né pour mourir, il est né et mort en même temps. Sa naissance est quasi immédiatement justifiée dans sa mort. Il réalise la fusion fatale, nous laissant nous vivants sur la berge des contradictions de nos vies. Ses parents, l'entourage, les voisins, l'odeur de pisse de chat, le vin rouge, l'escalier, l'ampoule nue, et Toubib à un degré moindre ne sont là que pour permettre son trajet de météore.

L'ambulance arrive. Les éclairs périodiques du gyrophare sont de l'autre côté de la fenêtre sans volet. Toutes les secondes, une lueur bleue caresse le visage de l'enfant mort et fouette celui de sa mère. Les cils fermés semblent onduler légèrement. Les yeux ouverts de la jeune fille explosent dans cette clarté cyclique.

« Et puis alors, le docteur est venu. C'est drôle mais il a pas l'air du tout d'un docteur. Il avait pas de cravate et les cheveux longs. Enfin pas très longs mais plus longs qu'un docteur. Et puis il a pas compris, alors il s'est fâché. Même il a crié. Et pourtant ça faisait pas vrai quand il criait. Il a dit que j'aurais dû être attachée à ce qui est tombé. J'ai pas vu. Quand c'est tombé par terre, Francis a dit qu'est-ce que tu fous ? J'ai dit je sais pas ce qui arrive mais j'ai des coliques. Il a dit tu vas pas chier ici et moi j'ai un peu pleuré parce que j'avais mal et que je savais pas ce qui arrivait. Alors Francis, il a regardé et il a dit

Merde c'est un mioche. Mais c'est pas vrai il a pas crié. Il bougeait juste un peu, comme quand la chienne elle veut traverser le ruisseau, sauf que la chienne elle y va à galoper de toutes ses pattes. Là, ça bougeait moins vite et plus en secousses. Et puis ça s'est arrêté. Mais nous on a pas bougé, on a pas touché. J'étais encore debout et le sang coulait sur mes cuisses et je me tenais le ventre qui faisait mal. Et Francis il était encore couché sur le ventre en travers du lit. Et on regardait tous les deux pour voir si ça bougeait encore. Mais non. Mais je croyais pas que c'était vraiment un bébé, parce que c'était pas rose, ça criait pas, ça bougeait plus. Personne il voulait le toucher. J'ai dit va chercher Pépé et Francis est allé le chercher. Quand Pépé il est monté, il a vu le sang sur mes jambes, il a dit t'es malade petite et moi je le regardais et puis je pleurais un peu et puis je regardais par terre entre mes jambes et je crois que j'ai crié. Alors Pépé il l'a vu et il a dit Bordel de Dieu de bordel de Dieu. Qu'est-ce qui nous arrive encore ! Et puis il m'a dit couche-toi là. Et il m'a levé la chemise presque sur la tête et alors j'ai pas vu. Il a dit à Francis et toi le salopiot va chercher de l'eau. Quand il m'a eu tout bien lavée, il m'a couché bien comme il faut et là j'ai vu qu'il pleurait. Ça m'a fâché parce que ça m'énerve quand je le vois pleurer. Mon père, quand j'étais à la maison et qu'il cognait ma mère, il disait toujours qu'elle pleurnichait tout le temps mais que c'était pas étonnant vu que son père ne savait rien dire sans bramer. Alors bien sûr moi j'aime pas qu'il pleure si on dirait ma mère. Enfin c'est Pépé qui a dit d'aller chercher le docteur. Francis il a été réveillé le Marcel d'à côté et puis ils ont dit qu'on allait plutôt prendre le nouveau puisqu'il paraît qu'il connaît personne. Moi j'aurai préféré le vieux du canton mais il paraît qu'il raconte tout à sa femme et après au marché tout le monde est au courant. Alors Pépé, il voulait pas trop ça. Et puis la femme du Marcel, elle est venue. Bien sûr il fallait qu'elle s'en mêle celle-là. J'ai fait exprès de pas écouter ce qu'elle a dit. C'est elle qui a lavé le mioche et qui a voulu le poser sur le lit enroulé de couvertures. Moi j'ai pas bien aimé mais je voulais pas lui parler. Alors elle a crié qu'elle savait que ça devait arriver. Qu'avec les familles tuyau de poêle[1] *y a que ça qui peut arriver. Qu'elle espérait que les gendarmes y viendraient pour engueuler tout le monde. Alors là je lui ai dit comme disait mon père à ma mère quand elle disait qu'un jour quelqu'un le dirait aux gendarmes quand il montait s'amuser avec ma sœur Florence et moi. Il disait ça regarde personne. Si personne le dit ça les regarde pas à eux. Et puis le nouveau docteur est venu. C'était presque marrant de voir sa tête pas réveillée. Et puis il disait que j'aurais dû être attachée. Même qu'il voulait que je sois délivrée. Mais j'ai jamais été attachée alors bien sûr je pouvais pas être délivrée. J'ai pas aimé quand il a mis son doigt dedans. Parce que ça m'a fait mal et puis surtout il a regardé après son gant transparent pour voir si c'était sale. Mais j'ai toujours rien dit. Même que je crois que ça l'énervait. Mais je savais pas quoi dire.*

1. Expression triviale, euphémisme concernant l'inceste.

Même que j'étais contente d'aller à l'hôpital parce qu'il paraît que ma sœur Fabienne la plus petite elle y est au septième. Quand il m'a demandé si j'avais mal au ventre, je lui ai dit que non mais j'avais mal mais je voulais pas qu'il remette le doigt. »

5

Quand Toubib devient Doc

En milieu rural, le SMUR est peu disponible. Les urgences sont souvent assurées par les médecins libéraux et certains praticiens sont pompiers volontaires. Si les volontaires n'existaient pas, le désert médical avancerait plus vite.

Les pompiers m'ont toujours appelé Doc. Je pense que ça leur permettait une familiarité avant d'envisager le prénom comme possible.

Le travail en urgence, et surtout en équipe, est le contrepoids parfait pour Doc. Il équilibre l'exercice solitaire du généraliste et sa surexposition. Il lui offre aussi la possibilité d'une utilité immédiate. L'urgence demande une réflexion et une concentration de l'instant. L'analyse devrait suivre. Mais, dans les faits, le débriefing est rare faute de temps. Ce n'est pas étonnant que ce soit un bon sujet pour la télévision. Des faits, des faits. Pas de réflexion.

Il existe une différence de taille avec les équipes hospitalières : les pompiers volontaires et Toubib sont « du coin », le plus souvent, ils connaissent les victimes. Il faut donc en plus gérer le stress et les émotions.

Doc connaît et suit depuis longtemps Arthur, un adorable petit trisomique de six ans maintenant. Rarement gamin a mérité autant le surnom d'enfant soleil. Arthur rayonne de joie de vivre. Tout l'amuse. Il éclate de rire pour rien. Il met une ambiance extraordinaire dans la salle d'attente. Il est très câlin avec Doc et s'abandonne sans réticence à tous ses gestes, même aux injections vaccinales. Arthur adore l'eau et saute dans la piscine dès qu'il peut. Ce jour-là, il y va trop vite. Quand les adultes arrivent le petit corps flotte, face vers le fond. Malgré les secours on ne ranime pas l'enfant. Doc s'acharne. Il ne laisse le soin à personne de porter le corps à l'intérieur. Il ne prononce aucun mot. Il garde la trace mouillée sur son polo et la barre sur sa poitrine. Au retour, il se gare brutalement dans un chemin. Il hurle puis il éclate en sanglots. Cela ne soulagera pas la sensation de barre sur la poitrine. Doc la ressent encore parfois.

Cette activité demande une grande disponibilité. Jour et nuit. Quand le téléphone sonne. Il est deux heures. La mauvaise heure. Pratiquement aucune chance de se rendormir au retour. La gendarmerie a besoin de lui. On le lui annonce avec le langage militaro-policier parfois un peu grandiloquent par rapport à la banalité de l'intervention : prise d'otages dans une ferme isolée. Les gendarmes et les pompiers sont déjà sur place. La belle nuit d'été est zébrée par les éclairs bleus de gyrophares. Le corps du bâtiment paraît totalement replié sur lui-même face à cette intrusion. Tout le monde attend une réponse du mari enfermé avec les enfants. Une femme d'une quarantaine d'années, manifestement avinée, explique que son mari l'a frappée. Elle saigne du cuir chevelu. Tout en examinant la plaie finalement bénigne, Doc l'interroge. En vacances dans la maison de feu sa grand-mère, la dispute a éclaté. Les coups sont tombés. Quand elle l'a prévenu qu'elle allait sortir pour quérir les voisins et les gendarmes, il s'est enfermé avec les trois enfants de quinze, douze et neuf ans. Il y a un fusil dans la maison. Elle ne sait pas ce qui a pu se passer pendant qu'elle cherchait de l'aide.

Doc hèle le forcené. Il se présente comme le médecin et demande à lui parler. Aucune réponse. Il recommence. Toujours rien. Il interroge le gendarme gradé : a-t-on pu établir un contact ? Aucune revendication, aucune menace. Aucun coup de feu. La femme dit qu'il s'est réfugié dans le grenier. Doc, accompagné d'un pompier portant une puissante lampe torche, pénètre dans le bâtiment. Aucune présence au rez-de-chaussée. Une échelle est posée vers la trappe d'accès à la soupente. Doc estime de son devoir de monter le premier. Il réitère ses appels et sa présentation en tant que médecin. Sans réponse. Il prévient qu'il va ouvrir la trappe. Suivi et éclairé par le pompier, il observe peut-être quelques yeux de rongeur mais aucune présence humaine. Ni vive ni morte. À sa descente, il est en rage. Il préfère ne rien dire aux gendarmes, il pourrait être virulent. Il se dirige vers la femme qui nie l'évidence en répétant son histoire. Les gendarmes un peu gênés de la situation disent au Doc avoir une adresse et un numéro de téléphone trouvés avec les papiers de la plaignante.

Doc prend les choses en main et téléphone. Manifestement il réveille le mari qui explique ne jamais avoir quitté sa loge de concierge dans la région parisienne. Il nous rassure sur le bon sommeil des enfants, propose de réveiller l'aîné pour confirmation – ce que Doc refuse – et affirme ne pas vouloir venir récupérer son épouse, lui souhaitant tout le bonheur du monde le plus loin possible des enfants et de lui-même.

Malgré tout, la solidarité avec les gendarmes locaux est nécessaire.

Le petit matin du dimanche est un moment craint par les pompiers volontaires en milieu rural. Souvent on ramasse des copains, des amies, des frères, des cousins, accidentés au sortir de la boîte de nuit locale. La première consommation est gratuite et les alcools forts attendent dans les coffres des voitures sur le parking. La longue ligne droite de la départementale ce matin de départ en vacances a vu un choc frontal : une Golf avec un jeune homme seul au volant, mort. Encastrée dans l'autre véhicule, une jeune femme les jambes brisées avec à ses côtés son mari mort, n'a de soucis que pour sa petite fille de deux ans endormie à l'arrière. On l'avait couchée sur la banquette car partis de très bonne heure, on avait calé les victuailles du pique-nique dans le siège enfant. La gamine se retrouve sur la plage arrière, le crâne éclaté. Et la mère répète continuellement pendant qu'on la médicalise pour l'extraire : « Et ma fille ? Comment va-t-elle ? » Doc ne trouve pas les mots, le courage. Il répond : « Je ne sais pas. C'est une autre équipe qui s'en occupe. » En réalité, il est seul sur les lieux. Le SMUR n'est pas disponible.

Le questionnement revient. « Et ma petite ? Comment va-t-elle ? » Doc a vraiment envie de lui hurler dessus. Un jeune pompier va vomir de l'autre côté de la route. Doc a demandé d'autres véhicules de secours. Il fait évacuer le petit cadavre en premier et cacher le corps du mari sous une couverture de survie. Il n'a pas les capacités pour endormir la femme : l'omnipratique a ses limites ; il n'a pas les connaissances et les produits pour anesthésier. Il réclame de nouveau l'aide d'un SMUR avec un médecin et un infirmier réanimateurs. Ils ne viendront pas. Il doit continuer seul. Heureusement la désincarcération est relativement rapide et la sédation suffisante pour une évacuation confortable.

Quand il rentre chez lui le jour est bien installé. Il ne se sent pas la force de raconter à sa femme. Il reste enfermé dans son bureau toute la matinée.

Le seul suivi sera une contribution statistique pour étudier les bienfaits des sièges pour enfant dans les véhicules automobiles.

Ces obligations administratives qui entourent les interventions pompiers sont une découverte pour Doc. La marge de manœuvre est réduite aussi par la régulation téléphonique qui impose le vecteur de transport et la destination, selon des critères de découpage administratif et de règlement, parfois selon des rivalités entre services. Doc requiert une destination selon les désirs du patient ou de son entourage. Le régulateur au bout de la ligne, au 15, tranche, n'écoute pas toujours et cela provoque de sérieuses engueulades.

Doc ne connaît pas la famille qui le contacte ce soir-là. Le petit s'étouffe. Le diagnostic est presque fait au téléphone : Doc entend le stridor[1] et la toux caractéristiques derrière la voix affolée du père. Sur place, l'évidence est confirmée. Doc souhaite une évacuation vers le service de pédiatrie le plus proche. Mais il est

1. Bruit fait par l'air traversant le larynx rétréci par l'inflammation.

dans le département voisin et la régulation impose soit l'hôpital de proximité où il n'y a pas de pédiatre, soit le centre hospitalier de la préfecture qui est deux fois plus loin. Les parents assistent impuissants aux échanges parfois rageurs entre Doc sur place et les régulateurs. Finalement l'équipe du SMUR arrive et, devant l'entêtement du Doc, repart en lui laissant le soin de l'évacuation. Le garçonnet va mieux après l'aérosol et la cortisone mais il refuse de monter dans le véhicule rouge s'il n'est pas dans les bras de Doc. Ce dernier fait donc la route avec l'enfant sur ses genoux et se taille un joli succès de curiosité aux urgences de l'hôpital. Il recevra une lettre vengeresse du responsable de la régulation cette nuit-là.

Les régulateurs ne connaissent pas les conditions locales : isolement des hameaux, état du réseau routier, et imposent parfois en dépit du bon sens.

Les chutes de neige atteignent un record cet hiver. En rural profond, seule la jeep des pompiers parvient à passer. Doc a donc son chauffeur volontaire. Le véhicule étant sans capote, ils arrivent chez les gens changés en bonshommes de neige. L'appel concerne une femme enceinte qui pense être sur le point d'accoucher. La ferme est isolée en haut d'une colline et l'ascension est difficile même avec la jeep. La poche des eaux est crevée, les contractions sont régulières et efficaces : il faut évacuer la parturiente. Doc est toujours aussi peu à l'aise avec l'obstétrique. En plus, la jeune femme est atteinte d'une affection rhumatismale des deux hanches et ne peut écarter les membres inférieurs pour adopter la position dite gynécologique. Il fait si froid que le flacon destiné aux perfusions est presque gelé dans le véhicule des pompiers. Il faut le réchauffer doucement au sèche-cheveux. Le compagnon précise que sa femme est suivie au centre hospitalier en raison de son handicap. Doc lui répond que s'ils atteignent le petit hôpital de proximité ce sera déjà bien. Le transfert se passe bien les dix premiers kilomètres mais, dès l'entrée dans la petite sous-préfecture, les choses se précisent. Doc voit la dilatation complète et l'engagement de la tête. Il ne veut rien laisser paraître de son affolement et pour la patiente et pour l'équipe de pompiers volontaires qui se repose totalement sur lui. Il fait semblant d'être utile. En fait, tout se déroule simplement et naturellement. Il se borne à recueillir le bébé, à clamper le cordon, à poser le petit garçon sur le ventre de sa mère et recouvrir le tout d'une couverture. Il est chancelant mais très fier en passant le relais à son confrère hospitalier. Doc suivra son bébé neige jusqu'à l'âge de vingt ans.

La notion d'urgence est variable. Les patients sont formatés par la télévision. Doc s'amuse toujours à dire : « Vous êtes déçus, vous attendiez Georges Clooney. » Parfois, il s'amuse moins. Il peut même être coléreux.

Vers seize heures trente, sortie des écoles, Doc a déjà accumulé du retard dans ses consultations. On toque à la porte de son bureau. Une jeune femme tient un garçon de six ou sept ans par la main et elle a manifestement l'intention de passer devant tout le monde sous prétexte d'une rhino-pharyngite diagnostiquée par l'institutrice. Après s'être assuré de la non-fébrilité de l'enfant, Doc lui propose un rendez-vous pour dix-huit heures trente. Non seulement la femme refuse mais elle commence à invectiver Doc, déclare que c'est une urgence, menace, devient grossière. Doc est inflexible.

Il est dix-neuf heures trente, appel des pompiers pour une urgence. Doc ne connaît personne à cette adresse. Il part immédiatement. Les pompiers sont déjà sur place. Doc a la surprise de tomber sur le même gamin, sa mère furibarde. Ils sont allés aux urgences du centre hospitalier et, lassés d'attendre, sont revenus chez eux et ont déclenché l'alerte au centre de régulation des appels urgents. Doc renvoie les pompiers chez eux, examine l'enfant, confirme le diagnostic de l'enseignante et, pour la première fois de sa vie, applique un dépassement d'honoraires. Surtout pour dédommager les pompiers.

J'ai défendu et je continue à défendre ce service public, SDIS, service départemental incendie et secours à personne, qui s'appuie majoritairement sur les pompiers volontaires, totalement dédié, au-delà de tout folklore, calendrier, fête de Sainte-Barbe et 14 juillet, à la protection et à l'aide d'urgence. Je n'admettrai jamais les critiques vis-à-vis de ces volontaires qui, en sus de leur travail et de leur vie familiale, consacrent de nombreuses soirées, voire leurs semaines de congé à des formations. Ils acquièrent ainsi, pour certains péniblement, un niveau reconnu. Et quand un professionnel, médecin, infirmier, ou pompier professionnel, se gausse de ces volontaires, je sors facilement de mes gonds.

6

Non, Toubib, t'es pas tout seul
Arrête de te répandre

La tentation de soigner les maux sociaux est forte.

Une de mes principales constatations, à mesure que j'exerce mon métier, est la violence de notre société. Aucun passéisme du genre « c'était mieux avant ».
La violence qui s'étale est pérenne. Elle est bien sûr globale mais se cache derrière chacun de nous. Je veux parler de la fabrication de tous ces boucs émissaires, les autres, de préférence les plus faibles ; les plus violents et les plus acharnés étant les immédiatement au-dessus, qui ainsi croient creuser le fossé qui les sépare : le mari envers sa femme, les deux envers les enfants, les enfants entre eux qui préfèrent qu'un seul trinque.

Depuis sa première urgence nocturne Toubib sait qu'il est incapable de se détacher des tenants et des aboutissants sociaux de ses interventions. Il se demande toujours depuis cette nuit quel est son rôle, qui il est pour se voir confier ces fardeaux. À première vue, c'est simple. Il répond à un appel. Mais appel à quoi faire ? Quelle réponse ce grand-père, cette jeune accouchée sauvage et son concubin attendaient-ils de lui ? Un alibi, référence à une contrainte sociale, un ersatz de gendarme, représentant d'un ordre social, légal ? Personne ne le connaît à ce moment dans ce village. On ne l'appelle pas, lui. On veut avoir affaire à une fonction, pas à une personne.

Toubib non plus ne connaît pas ces patients. Ne veut pas les connaître. Mais il refuse de ne pas comprendre. Il veut simplement exécuter une suite de gestes adaptés et de démarches adéquates, être le prestataire d'un service que l'on va payer. L'argent détruit le seul lien qui peut se tisser entre les deux parties concernées. Surtout ne pas rester au niveau du service rendu, du coup de main charitable. Plutôt se placer sur le terrain de la peine salariée. Oui, c'est évident. Facile à dire, mais ça ne marche pas souvent. Du moins pour Toubib. La misère sociale n'est pas un marché.

Dans le village, on la connaît. Elle attend la sortie des écoles au bistrot. Ses enfants passent la chercher sur le chemin et la ramènent à la maison. Elle titube sur le trottoir, chaque gamin lui tenant une main. Ils sont les haubans de ce mât vacillant. Tous les soirs, elle remonte la rue principale soutenue par ses deux enfants. Le dimanche, ils viennent tout de même la chercher au troquet vers dix-sept heures.

Ce jour-là elle a exagéré. Ils n'ont pas pu la coucher. Elle gît par terre dans son vomi. Le plus grand, sept ans, est parti donner l'alerte chez les voisins. Quand les pompiers arrivent avec Doc, ils trouvent la plus jeune, cinq ans, jouant avec une poupée déglinguée à côté de sa mère ronflant. L'examen est succinct. Doc prend le téléphone pour organiser le transfert vers l'hôpital et la prise en charge des enfants.

— Attention, Doc, elle va vous mordre le mollet.

Elle a compris le projet. Incapable de se redresser, elle rampe vers la jambe de Doc. Le lendemain, Doc se fait engueuler par une assistante sociale pour avoir confié la petite avec son frère aux voisins. Il aurait dû rester à sa place et passer la main.

Oui mais c'est lui qu'on appelle.

Milieu de nuit. Appel d'un village voisin.

— Docteur, venez, je crois que le bébé est tout cassé.

La jeune femme au bout du fil a reçu un drôle de cadeau. Une copine lui a mis dans les bras un nourrisson de neuf mois environ, en lui disant :

— Prends-le, sinon je crois qu'on va le tuer.

L'enfant est couvert de bleus et de brûlures de cigarettes, les membres manifestement fracturés. Il geint doucement, posé nu sur la table. Sous la lumière chiche de la suspension, le tableau est biblique.

Toubib ne sait comment prendre le bébé terriblement maigre, le cheveu rare, de peur de réveiller des douleurs. Il téléphone au service de pédiatrie. Exceptionnellement, il obtient un transport médicalisé. Il n'aura jamais de nouvelles. Le secret des services sociaux est plus opaque encore que le secret médical. Toubib est déclarant, pas traitant au sens strict. Pas de soins, pas de place pour un suivi médical, pas de lettre. Le noir profond de la face cachée de la société.

Il faut de temps en temps faire sauter le cloisonnement entre les intervenants. Toubib est le plus souvent déclarant aux services sociaux, mais très rarement alerté par eux.

Une fois de plus, il faut aller régler une histoire dans cette famille. Cette fois c'est le père, routier, qui a appelé. Il veut faire enfermer sa femme. Il est allé la chercher dans l'océan Indien, lui a fait trois gosses et maintenant elle boit seule à la maison. Toubib en a marre, d'autant plus marre qu'il n'arrive pas à trouver le gentil et le méchant dans cette histoire. Sûr, elle est déracinée, sans doute peu ou pas considérée. Mais elle ne s'occupe pas des gamins et lui travaille, beaucoup sur la route et, tous les week-ends, il construit la maison.

Toubib ne peut pas rentrer, la maison est fermée. Il finit par se faire ouvrir par l'aîné, six ans.

— Maman est couchée.

Toubib la trouve, ivre morte en travers du lit, sans aucun espoir de discussion. Il n'a pas envie d'appeler le 15, cela se terminerait à tous les coups avec pompiers, gendarmes, et le maire fouille-merde qui balancerait quelques aphorismes définitifs, racistes et haineux. Il contacte le dispensaire, l'assistante sociale qui ne peut… enfin pas de suite, peut-être, mais il faut demander… Heureusement il tombe après plusieurs interlocuteurs sur une infirmière de la Protection maternelle et infantile qui le connaît et qui accepte de passer voir au moins pour les enfants mais pas avant une heure ou deux.

Toubib ne peut se décider à partir et laisser la fratrie se débrouiller. La petite dernière, neuf mois, pleure. Elle a peut-être faim. Toubib interroge le grand frère. Non, il ne s'est pas encore occupé d'elle. Il a juste enlevé la couche pleine qui traîne maintenant au milieu de la chambre. Le bébé est debout dans son lit, cul nu, pleurnichant, hagarde. Toubib la prend dans ses bras. Cela n'augmente ni ne diminue les plaintes. Il trouve un biberon sale, le lave d'une main et demande au grand le lait.

— Y en a plus, j'ai tout donné à mon frère.

En effet, il a préparé une mixture avec du lait, des sardines et du vinaigre. Le gamin de trois ans mange malgré tout. Toubib remet la petite fille dans les bras de l'aîné et cherche dans la cuisine du lait en poudre. Il s'oblige à ne pas regarder le contenu des placards, vaguement gêné de cette inspection. Il trouve une boîte non ouverte, un peu périmée, mais décide de l'utiliser. Il ne sait pas quoi dire aux enfants qui le regardent aller et venir en intrus dans leur intimité. Il est soulagé de passer le relais.

Les travailleurs sociaux et infirmiers de la PMI sont le plus souvent des femmes. Toubib a l'impression que sa position de médecin généraliste ne le protège pas d'une vindicte féministe : ne vous mêlez pas d'histoires de femmes.

La mère a déjà fait son diagnostic. C'est l'appendicite. Toubib examine l'adolescente de quatorze ans, blonde, encore ou déjà empâtée. L'évidence est là, l'utérus est palpable, manifestement gravide. Toubib aimerait l'interroger discrètement mais la mère est à côté. Il tente en parlant à voix très basse.

— Quand as-tu eu tes règles ?

Elle roule des yeux sans répondre. A-t-elle compris ? La mère est inquiète.

— C'est bien l'appendice ?

Toubib est bien obligé d'aborder le problème.

— Je crois qu'elle est enceinte.

— C'est impossible, elle ne sort jamais de la maison.

— Je te jure, maman, je suis jamais montée sur la mobylette des garçons !

Toubib a compris. L'éducation sexuelle très particulière, la peur instillée des garçons et de leur rodéo en mobylette le samedi soir, la non-méfiance dans le cocon familial, la recette parfaite de l'inceste.

La mère nie l'évidence, c'est-à-dire la grossesse. Elle repart avec sa fille. Toubib ne les reverra pas. Il apprendra par des voisins que trois mois après un beau poupon est arrivé, officiellement bébé retardataire de la mère. Le fils aîné continue à aider le père à la ferme. La fille pourra se marier à l'Église avec une belle robe blanche de princesse.

L'isolement rural favorise les secrets de famille et, souvent, on meurt aussi discrètement que l'on a vécu.

Toubib part constater un décès. Il connaît un peu cette ferme isolée et le couple de vieux qui l'occupent. Il s'y est déjà rendu en astreinte et en garde un souvenir de misère et de saleté. L'homme est assis dos à la porte. Elle épluche des légumes en mettant de côté, pour les donner aux poules, les fanes et les peaux dans son tablier tendu entre ses jambes écartées. Elle dit : il est mort hier. Il faut le papier pour la mairie.

Le mort est bien mort, assis, raide en bout de table.

Toubib veut le coucher sur le lit où des journaux tiennent lieu de drap sur le matelas. Il demande l'aide des pompiers pour que ce soit plus digne. Quand, oubliant les réticences (ce n'est pas drôle de tripoter les cadavres), ils arrivent à le décoller de la chaise, un pied se détache et reste dans la botte. Toubib attend les pompes funèbres car il veut s'assurer que le pied suivra le reste du corps. La veuve ne comprend pas son insistance mais les neveux lui en seront reconnaissants.

Toutes les familles ne sont pas à l'écoute. Toubib est très choqué de voir cette pauvre vieille toute voûtée s'échiner à porter des seaux pour faire lessive et vaisselle, puis partir jeter au-dehors les seaux d'eaux usées. Pas d'eau courante, pas de tout-à-l'égout.

Il essaie de la convaincre de la nécessité de travaux. Y a pas d'sous ! C'est vous qui allez payer ? Toubib se tourne vers les neveux et nièces, seule famille de cette vieille fille. Tout le monde a de bonnes raisons de refuser. Elle n'a qu'à entrer en maison de retraite, elle a l'âge et l'aide sociale paiera. Toubib alerte l'assistante sociale. Elle propose une intervention d'un office d'amélioration de l'habitat rural. Enfin une solution est trouvée et acceptée. Tout va bien. Jusqu'au moment de remplir le dossier financier. Il faut tout dire ? veut savoir la vieille dame. Comment ça, tout dire ? Tout ce qu'il y a au Crédit agricole ? Bien sûr. Alors c'est non, ça ne regarde personne. Marguerite gardera ses seaux jusqu'à ce que les voisins la trouvent morte de froid, tombée près du puits un matin d'hiver.

La ruralité offre une solidarité de voisinage

Samedi après-midi. Les voisins ont trouvé Raymonde en coma éthylique. Elle gît en travers du lit, totalement aréactive. Elle n'esquive même pas la main qu'on laisse retomber sur son visage. Le concubin est parti à la pêche. Elle était seule, s'ennuyait. Elle a fini la réserve d'apéritif anisé. Doc ne peut qu'évacuer vers l'hôpital. L'ambulance tarde. Entre-temps, prévenu par des proches, le compagnon arrive, sincèrement inquiet. Il demande à Doc si c'est grave. Le son de sa voix réveille Raymonde. Elle trousse robe et jupon au-dessus des hanches, pelvis nu, remue les cuisses de façon obscène et dit :

— Viens, viens, mon Bernard, y a que toi qui me fait du bien.

Doc annule le transport et les laisse se soigner à domicile.

Jusqu'où doit aller l'ingérence ? Ce qui est choquant pour les uns est banal pour les autres. La norme bien-pensante peut aussi détruire les équilibres fragiles. On doit chaque fois s'interroger et retenir sa pseudo-bonne conscience. Chaque parole, chaque attitude pèsent. L'abstention est aussi une décision.

7

La vache est moins folle que l'économie

La vache est devenue folle de manger des résidus d'animaux morts. L'économie se nourrit d'entreprises tuées par des fonds de pensions. Qu'en conclure ?

J'ai connu dans cette région d'élevage la crise de la vache folle, le retour de la fièvre aphteuse et la fermeture d'un abattoir industriel de volailles. J'ai connu dans cette région des faillites d'éleveurs, des suicides d'agriculteurs. J'ai connu dans mon cercle d'amis le plus proche un décès par maladie de Creutzfeldt-Jakob.

Il a fallu se battre pour convaincre les ruraux de la réalité de cette pathologie. Certains sont ancrés dans leur délire de persécution et persuadés d'une rumeur lancée par les écologistes et organisée par Bruxelles. Voilà les coupables désignés. On ne réfléchit pas au système hyperproductif. On ne peut plus réfléchir. Les emprunts souscrits pour se moderniser obligent à produire. La banque prête à l'éleveur pour construire plus grand, on livre les poussins, on en fait des poulets avec des aliments industriels achetés obligatoirement à l'entreprise qui achètera les poulets. Cette entreprise fixe les prix au plus juste (pour elle), prend même les poulets morts dans une épidémie mais ne les paie pas, bien que les recyclant en produits dérivés. Puis cette entreprise est elle-même étranglée par la banque. On délocalise. L'éleveur se retrouve avec une grande et moderne exploitation, un gouffre financier. On lui fait l'aumône de continuer à le faire travailler. Il peut avoir l'illusion d'être travailleur indépendant. En fait il est salarié, même pas au Smic, loin s'en faut, de la banque. Toubib est, qu'il le veuille ou non, témoin et acteur de cette violence économique.

Toubib n'en croit pas ses oreilles : on a trouvé Jérémy pendu dans sa grange. Il le connaît depuis son enfance. Il n'a jamais présenté de signes dépressifs. Il est plutôt du genre rigolard. Quand Toubib arrive, les pompiers et les gendarmes ont commencé leur travail. Toubib constate le décès. On peut transporter le corps dans la chambre. Les parents sont assis, hébétés, dans la cuisine. Son épouse est, elle, très agitée, elle répète continuellement : pourquoi mais pourquoi a-t-il fait ça ?

On cherche une lettre, quelques mots d'explication. La tante décide de s'occuper de la fillette qui, à quatre ans, ne comprend pas. Depuis qu'elle a vu papa jouer à la balançoire au bout d'une grosse corde dans la grange, elle ne comprend plus rien. On la pousse à gauche, à droite. Viens ici. Ne va pas là. La grosse voiture rouge avec des éclairs bleus, la voiture bleue qui fait aussi du bruit et des éclairs, maman qui pleure, qui crie. Papi et mamie qui arrivent et qui ne s'occupent même pas d'elle.

Les gendarmes sont bien obligés d'enquêter, ils doivent faire un rapport. Ils prennent Toubib à part. Pour vous, Docteur, pas de doute ? Il a fait ça tout seul ? Toubib ne comprend même pas la question. Il est comme la petite fille qui s'éloigne avec sa tante. Il ne comprend rien. Il va pourtant devoir joindre son certificat au procès-verbal de la brigade. Comment peut-on imaginer des ennemis à Jérémy ! On aimerait quand même bien trouver une lettre.

Sous prétexte de chercher des papiers officiels on fouille un peu avec l'accord de l'épouse. Le père dit : j'aurais pas dû le laisser faire. Quoi ? Prendre un emprunt de plus pour s'agrandir. Il avait trop de boulot depuis que l'ouvrier était parti. Les bestiaux, c'est pas du blé. Quand on vend pas, on peut pas stocker pour les années après. Même si on attend la fin de la vache folle pour vendre, faut les nourrir et les soigner et ça coûte.

On découvre des relevés et des lettres du Crédit agricole. Une dernière enveloppe ouverte le matin même. C'est le marchand d'aliment qui refuse de livrer la dernière commande. Cela n'est peut-être pas nécessaire mais suffisant pour expliquer le geste.

La violence peut être plus sournoise.

Toubib a décidé de se battre à fond pour faire reconnaître le Parkinson de ce jeune agriculteur de quarante ans comme maladie professionnelle. Mais cela implique de faire reconnaître aussi que les herbicides et les pesticides répandus à longueur d'année sont toxiques. Cela implique que la multinationale qui fabrique est responsable. Toubib ne sait pas que le syndicat agricole, censé protéger ses adhérents, va faire pression pour stopper les démarches et que le malade lui-même va reprendre ses épandages, un petit masque chirurgical en papier sur le nez. Il ne sentira plus l'odeur de la mort lente.

L'exercice du pouvoir et les rapports de force sont aussi pathogènes.

Madeleine est ce qu'on appelle une maîtresse femme. Mère de cinq enfants, la cinquantaine bien sonnée, son salaire assure les revenus de la famille soumis aux variations des chantiers du père jardinier. Elle ne se plaint jamais et mène son monde dans le respect des valeurs traditionnelles.

Ce jour-là, elle consulte pour elle. Elle est un peu gênée car elle n'a pas consulté Toubib pour le début de l'histoire. Elle a atterri il y a peu aux urgences pour un lumbago aigu. Celui-ci récidive ces jours. Toubib s'inquiète d'une déclaration en accident de travail : elle n'a pas été faite car on a peur des conséquences. « Je ne veux pas être arrêtée. » Toubib explique que la déclaration ne préjuge pas d'un arrêt mais que l'arrêt d'un travail pénible est le premier traitement de ces lésions avant les drogues.

Madeleine raconte alors les circonstances d'apparition de son mal au dos. Elle est employée par une entreprise de nettoyage de bureaux. Elle est en charge en particulier d'un centre de tri postal. Les poubelles emplies de papiers ne sont pas à l'abri des intempéries et chargées de pluie, le poids est tel que les roues s'enfoncent dans la terre mouillée ; c'est en voulant tirer une de ces poubelles qu'elle a ressenti une décharge électrique dans le dos. Elle est restée agenouillée dans la boue jusqu'à ce qu'un pompier du centre de secours voisin l'aperçoive et donne l'alerte. La parole est soudain libérée. Elle raconte, raconte et raconte encore, la pénibilité, les heures non payées, le mépris, les humiliations, les menaces. Son propre patron qui lui intime de se taire, la secrétaire qui ne fournit pas les produits d'entretien, « rajoutez de l'eau ils ne verront rien », et la directrice du centre de tri qui fait exprès de jeter ses tampons périodiques à côté de la poubelle pour bien marquer sa supériorité, elle qui commande tous ces hommes. Rien d'extraordinaire, le quotidien de beaucoup de personnes.

Toubib ne peut que venger Madeleine en établissant le certificat médical le plus détaillé et conseille d'en appeler à l'inspection du travail. Ça fait rire Madeleine qui sait que l'inspecteur du travail a exigé la construction d'un abri à poubelles utilisé maintenant pour les vélos des facteurs.

Tous irresponsables mais tous coupables. Toubib, ton rôle est-il plus glorieux ? Que représentes-tu pour ces jeunes en galère, comme ils disent ?

Il paraît encore plus pâle que d'habitude avec sa barbe de trois jours, très brune, qui lui mange les joues. À vingt-cinq ans Alexandre a déjà tout connu, deux CAP, chômage, stages de formation, de motivation, de réinsertion. Son dernier employeur a encaissé les aides départementales, régionales, nationales, peut-être même européennes. Puis il est parti sans laisser d'adresse. Alexandre est père mais ne reverra sa petite fille que si ses moyens financiers lui permettent un hébergement digne – selon les critères de sa belle-mère chargée de l'enfant et hostile à Alexandre.

— Je veux du Lexomil sinon je vais lui péter la gueule.

— À qui ?

— À mon patron. Je l'ai mis aux prud'hommes et si je le vois au tribunal, je lui saute dessus.

— Ça n'arrangera rien.

— Ça fait six mois que je ne touche rien. Ni salaire ni chômage. Pôle emploi ne veut rien entendre. Pas de licenciement, pas de chômage. Mon patron n'a rien signé.

Toubib n'aime pas les prescriptions demandées, encore moins pour des anxiolytiques.

— Je n'ai plus que la CMU, alors je peux avoir du Lexomil. Je n'ai plus de ronds pour me payer des joints pour me calmer.

Toubib écrase ses prétentions de prescripteur vertueux et délivre du Lexomil pour deux semaines. Il demande à Alexandre de le tenir au courant de l'audience aux prud'hommes.

Un petit compromis contre un brin de bonne conscience.

Mais la lutte parfois s'engage.

Annie bénéficie d'un classement travailleur handicapé. Elle bénéficie d'un poste protégé, sur une machine non protégée. Son patron bénéficie d'une exonération des charges patronales.

Annie, contrairement à beaucoup de ses collègues, jouit de toutes ses facultés mentales et analyse la situation. La machine à laver dans cette laverie industrielle doit être vidée et rechargée souvent. L'arrêt complet du tambour, qui fait perdre du temps donc de l'argent au patron, est limité, au risque de faire perdre des doigts et des mains aux employées. Mais ce ne sont que des handicapées. Annie se révolte d'autant plus qu'elle recueille les larmes et doléances de ses collègues plus dépendantes et qui n'osent pas se plaindre par peur du patron et encore plus de son épouse contremaîtresse.

Annie s'en ouvre à Toubib qui est impuissant. Quelque temps après, un jeune homme gravement rhumatisant, protégé aussi dans cette même entreprise, consulte pour un arrêt de travail prolongé et surtout pour demander une révision de sa pension d'invalidité. Il ne veut pas retourner au bagne, dit-il. Toubib demande l'appui de la médecine du travail. Ce n'est pas si simple : il faut d'abord trouver l'association de médecine du travail où cotise l'entreprise, et les disponibilités du confrère spécialisé sont faibles. Le patron sera prévenu de la démarche avant la visite médicale.

Un jour Toubib reçoit un coup de téléphone hargneux avec menaces d'intervention politique. « Méfiez-vous j'ai le bras long. » Après deux ou trois autres demandes d'arrêt pour graves difficultés au travail émanant même de patients de confrères, Toubib lance une action auprès de l'inspection du travail. Cette dernière ne se presse pas trop non plus pour agir ; une entreprise qui débarrasse le paysage social de boulets difficiles à placer, ça se chouchoute.

Finalement, joie !, le patron tombe pour fraudes et abus de bien sociaux. Mais joie vite tempérée par l'annonce du repreneur de l'entreprise : l'épouse elle-même. Satisfaction des politiques, des médias locaux. Curieusement moins des ouvrières. Plus la victime est fragile, plus faible est le cri. Toubib ne peut même pas être le porte-voix. Mais il essaie de fédérer.

8

Chronique de catastrophes annoncées

Le sentiment d'impuissance est la composante la plus pénible de la fatigue professionnelle, qu'elle soit impuissance sociale ou individuelle.

Notre époque exige des gagnants. Et ce à n'importe quel prix. Y compris au plus élevé : au prix du dopage. Cela se ressent dans les demandes des patients. On ne peut attendre la convalescence normale d'un état infectieux. On veut des fortifiants. On ne peut attendre le temps normal d'un deuil. On veut un tranquillisant. Contrairement aux idées reçues, les malades refusent souvent les arrêts de travail. On a trop peur de perdre sa place ou même de paraître faible.

Le discours est aussi contaminé : je suis fiévreux depuis trois jours, je me suis dopé au paracétamol. Bien sûr, c'est ridicule. Mais la dérive lexicale est révélatrice : on ne se soigne pas, on se dope. Ce n'est pas toujours anodin.

Doc est de service lors d'un événement festif de masse type rave party. À peine arrivé sur le site, on lui confie (pourquoi à lui ?) une toute jeune femme violée. Il va avoir besoin de plus de deux heures pour comprendre et la convaincre de la nécessité de porter plainte. Le milieu Technival est étranger au Doc, voire exotique. Durant quarante-huit heures, il va écouter, tenir la main des délirants sous kétamine, à distance des médias recherchant le sensationnel et cependant autorisés (par qui et dans quel but ?). On aime bien se scandaliser.

Doc voit là les enfants d'une société en crise essayer d'oublier. Ils disent s'éclater. Il pensait rencontrer des jeunes en perdition, en rupture de ban. Ce sont de jeunes cadres bancaires qui n'en peuvent plus du modèle proposé. On s'éclate la tête, au bruit, aux amphétamines sur un grand week-end, pour pouvoir repartir lundi refiler des assurances-vie, des actions boursières bidons à des pauvres vieux qui ont trois sous de plus sur leur compte. On n'en est pas fier. Alors on s'éclate.

Finalement, sur trois jours dans cette agglomération improvisée, il y aura moins de faits divers que dans la ville la plus proche sur la même période. Doc termine sa présence sur une note triste. Un garçon mineur, nu comme un ver, détroussé de son téléphone, de ses papiers d'identité et abandonné de ses copains, a beaucoup de mal à remettre ses idées en place. La kétamine est amnésiante. Il finit par se souvenir du numéro de téléphone de sa mère. Elle engueule Doc qui réussit à la joindre. « Foutez-moi la paix je termine mon week-end. » Elle donne quand même le numéro du père qui, tout en râlant, viendra récupérer le lendemain son fils hospitalisé.

On nous vend des modèles de réussite dont nous n'avons ni besoin ni envie. Mais toute cette « foule sentimentale » confond sa soif d'idéal avec des pubs à trois balles. Là encore les plus fragiles sont les plus sensibles aux discours mercantiles. Le milieu rural caricature notre société : en sus des problèmes propres à la ruralité, une certaine mixité sociale existe. Non assimilée : on n'est plus entre nous du même clocher. Des étrangers habitent les villages. Les jeunes sont contaminés par Internet. Ils n'ont pas les conditions de vie des banlieues mais ils les singent. On se loubardise, on se racaillardise comme on adopte une mode vestimentaire.

Je m'irrite facilement. Surtout quand on évoque devant moi l'égalité des chances. Je ne parle même pas de génétique. Pour l'instant on n'y peut rien ou pas grand-chose. Tant mieux ? Je veux parler du poids social. Les enfants sont les premières victimes et quand le milieu familial n'a pas les moyens ou le recul nécessaires, les pertes de chance se voient très tôt.

Doryan est un bébé éveillé, très éveillé. Ses acquisitions de base se font rapidement. C'est un vrai bonheur que de l'observer. Tout l'intéresse, tout l'amuse. Toubib adore le pli qui se forme sur son front comme un grand penseur quand on lui propose une nouveauté. D'une consultation à l'autre, Doryan enregistre, reproduit l'échange, le jeu précédent. Sa mère rit aux éclats. Totalement illettrée, manouche d'origine, elle est fière sans se rendre compte exactement de cette précocité. Son père ne vient jamais. Il est âgé, ne voulait pas d'enfant et pas du prénom Doryan : « ça fait pédale ». Il reste chez lui pour boire et ressasser ses souvenirs de militaire colonial.

Tout se gâte à l'entrée de la maternelle. Le peu de contact avec les autres familles, la mauvaise réputation du père et les origines de la mère isolent le petit. Pas de gros incidents mais Doryan doit apprendre à avoir tort plus souvent qu'à son tour. Les yeux rieurs vont peu à peu perdre de leur éclat. Il gardera cependant contact avec Toubib et surtout avec son épouse malgré le déménagement dans une banlieue sinistre à la mort du père. Il restera au contact par téléphone longtemps, jusqu'au collège, puis disparaîtra.

Les échecs parentaux nourrissent des espoirs lourds à porter. La mère annonce fièrement que son fils qui entre au collège veut devenir footballeur professionnel. Toubib, qui n'a jamais signé de certificat d'aptitude pour ce gamin, s'étonne : il est doué au foot ? Il n'a encore jamais joué.

Qui rêve le plus ? David sera astrophysicien. Elle en a plein la bouche de ce mot compliqué qu'elle prononce avec peine. David a vu une émission télévisée. Pour une fois intéressé il a dit je veux faire ça. Elle a recopié difficilement le nom et le métier sur *Télé 7 Jours* et proclame partout le futur brillant de son fils. Qui déjà a changé d'avis : il veut être rappeur.

L'érotisation des gamins découle aussi de ces rêves minables artificiellement plaqués.

Toubib se méfie beaucoup de cette Lolita adorable. Elle est petite même pour ses treize ans. De très beaux yeux gris éclairent un ovale parfait encadré de lourdes boucles brunes. La taille basse du jean étroit laisse apparaître le string. Les poses sont lascives et reproduisent celles des clips regardés en boucle sur son portable. La maman est épaisse, les cheveux gras. Seul l'éclat métallique du regard atteste d'une ressemblance mère fille. Elle demande comme d'habitude un certificat pour le collège. Cette fois, il faut attester de la réalité de douleurs abdominales occasionnant une sortie inopinée d'un cours. La gamine pianote sans arrêt sur son téléphone. Elle ne ralentit même pas pour rabrouer sa mère qui rapporte mal les faits.

— Je t'ai dit que cette conne voulait pas que j'aille aux chiottes.

La mère reprend, soumise :

— Faut dire que cette prof l'a prise en grippe, c'est du harcèlement.

Le grand mot est lâché. Tout ce qui bride une volonté plus d'une fois devient du harcèlement. Toute autorité même justifiée qui s'exprime se voit non pas contestée, ce qui peut se comprendre, mais niée par cette accusation. Toubib veut ouvrir les yeux parentaux. Il sait que la petite peste est un véritable chef de gang. Il sait qu'elle a déjà eu le scalp d'un professeur. Il a craqué, il déprime et veut quitter la région si ce n'est la profession. Toubib propose donc un examen clinique préalable à la rédaction du certificat. Lolita suspend ses frappes :

— Quel examen ? J'ai déjà été aux urgences. J'ai déjà eu deux échographies. Ils ne trouvent rien.

— Je vais prendre rendez-vous chez un gynécologue, répond Toubib.

Les yeux gris se voilent un instant doutant de la volonté et des motivations du médecin.

La mère revient dans le jeu.

— Pourquoi vous ne le faites pas vous-même ? On aurait le certificat tout de suite.

— Je fais un certificat pour aujourd'hui mais je n'en ferai plus sans bilan complet. Premièrement je ne suis pas gynéco, deuxièmement je ne veux pas courir le risque d'une plainte de votre fille pour des attouchements.

Lolita se lève et sort attendre sa mère sur le parking. Toubib ne reverra personne.

Il ne viendrait à l'esprit d'aucun adulte sensé de ne pas apporter les nutriments nécessaires à la croissance de son enfant, et pourtant !

La courbe de poids de Kevin n'est pas bonne. Les premiers mois furent normaux avec l'allaitement au sein. Puis avec le sevrage, au mieux stagnation. On cherche. D'abord simplement avec Toubib, infection possible, puis bêtement avec l'entourage, changement de lait maternisé puis scientifiquement à l'hôpital. En pédiatrie on conclut à l'absence de pathologie, d'autant plus que l'amélioration pondérale est nette. Trois fois Toubib hospitalisera Kevin. Trois fois il sortira requinqué mais sans diagnostic. Le visage du bébé se creuse. Il geint, présente des signes de déshydratation. La mère est folle d'inquiétude. Elle a eu du mal à mener une grossesse à terme. Elle fait le siège du cabinet de Toubib. Elle vient peser Kevin plusieurs fois par jour. Elle ne veut plus entendre parler d'hospitalisation. De guerre lasse, Toubib lui demande un jour de préparer le biberon devant lui. La maman surdose en poudre. Elle ne sait pas lire et n'a pas compris le rapport eau/poudre.

La croissance pondérale est fragile. La croissance culturelle et, osons le mot, morale est également peu assurée.

9

La douleur des autres

J'ai du mal avec la notion d'empathie. Même si, en formateur de personnel de gériatrie, j'utilise beaucoup cette notion. Mais, à titre personnel, je suis gêné pour définir la distance entre les acteurs de cette relation : hors de question de souffrir avec, la compassion c'est trop dangereux ; tout comprendre de l'autre n'assure pas un soulagement et peut mener au jugement ; la simple écoute peut, pas toujours, amener l'autre à digérer sa douleur. Trois pas en avant, deux pas en arrière, c'est le tango de l'empathie.

Elle ne peut comprendre son départ. Elle savait, tout le monde pensait qu'elle savait que son mari était condamné. Mais il était là. Son handicap à elle s'appuyait sur sa maladie à lui. Il est mort à l'hôpital. Il n'est pas revenu à la maison. Elle brame, crie, beugle sa douleur !

— Quand est-ce qu'il revient, Pierre ?

Toubib la regarde, interloqué :

— Mais il ne reviendra pas.

— Je veux qu'il revienne.

Sa plainte est animale. C'est un bloc de douleur compact. Elle hurle, s'époumone puis gémit. Elle bave. Elle est pliée en avant sur son fauteuil. Toubib reste debout devant elle, incapable d'une parole, d'un geste. Il ne peut être que le réceptacle de cette souffrance. C'est tout ce dont elle a besoin.

La douleur est souvent difficile à décoder, à comprendre. Il est plus délicat de se positionner.

Jocelyne tient à nourrir sa mère. Tous les jours, midi et soir, elle vient donner la becquée à la pauvre vieille dans sa maison de retraite. Elle seule le fait bien, dit-elle. Elle seule a la patience, pense-t-elle. Elle seule la connaît assez, assure-t-elle. Comme elle ne peut plus rien reprocher au personnel, elle en vient à critiquer la consistance du mixé et impose son propre mixeur. Cela ne suffit bientôt plus à imprimer sa marque à la prise en charge. Elle devient tyrannique non seulement avec les soignants mais aussi avec sa mère. Elle n'admet plus les baisses d'appétit. Il est impensable que la nourriture mixée et donnée avec tant d'amour soit boudée.

La mère finit par craindre et redouter les repas et dit vouloir manger au réfectoire avec les autres résidents. Impossible, dit Jocelyne. L'escalade dans les récriminations et les frustrations atteint des sommets. Toubib demande à la psychologue de l'aider dans la rencontre avec Jocelyne. Celle-ci écoute sans rien dire les tirades sur le trop d'amour qui peut étouffer, les aides maladroites, le danger à inverser les rôles parent enfant, la symbolique forte de la nourriture. Elle ne pose aucune question, ne regimbe pas. À la première pause dans le dialogue des soignants, elle sort son agenda et propose au choix deux ou trois dates disponibles pour les aider à la formation du personnel.

Personne ne peut la décharger d'une part de son fardeau. La démarche pourtant préparée est restée étrangère, incompréhensible, voire inaudible.

De même, l'écoute peut être difficile pour Toubib quand la plainte est complexe. Souvent cela dépasse l'entendement.

Simon a six ans. Sa mère demande un examen pour rédiger un certificat destiné à la gendarmerie. Elle veut porter plainte contre son père, le grand-père du garçonnet. Plainte pour viol. Elle raconte très vite : elle a elle-même été victime de viol paternel et croit donc facilement le récit du gamin. Pourquoi alors laisse-t-elle son fils aller en vacances chez le parent incestueux ? Elle n'a jamais osé porter plainte en propre. Avait-elle besoin de l'appât de son fils pour se venger du prédateur ? Simon écoute, pétrifié. Il se demande ce que le médecin va examiner. Toubib ne souhaite pas se précipiter pour un examen physique. Il préfère interroger. Il est obligé de dire à la mère de ne pas intervenir. Simon ne livre rien ou pas grand-chose. Toubib n'ose pas poser de question trop précise. Il est gêné et sent la gêne du garçon. Il demande :

— Tu veux te déshabiller ?

Tout le corps du gamin se raidit et exprime le refus.

— Tu es d'accord pour que j'écrive une lettre aux gendarmes pour expliquer ce que dit ta maman ?

Il hoche doucement la tête.

— Mais tu comprends que je dois être sûr que c'est vrai ?

Il hoche la tête de nouveau. Toubib se tourne vers la mère pour qu'elle lui répète les dires de l'enfant en utilisant le plus possible ses termes à lui. Pendant le récit, le garçon réclame un papier et un crayon et dessine. Quand il a fini, il tend la feuille à Toubib. Il y a représenté un objet oblong couronné d'une explosion. « C'est la fusée de papy quand elle crache. » La mère craque et pleure. Des années après, Toubib est témoin au procès et, devant l'accusé, le trouve bien banal. L'avocat de la défense essaie de déstabiliser Toubib en critiquant la rédaction du certificat initial et non le contenu clinique. Toubib n'attend pas le verdict et ne cherchera jamais à l'obtenir.

Certaines situations touchent personnellement, agressent et l'implication paralyse.

Toubib constate le décès du beau jeune homme. Un visage parfait avec des cheveux bruns frisés. La mort renforce par sa pâleur l'impression d'un buste de dieu grec. Sur la nuque les cheveux sont collés par le sang séché. Le corps harmonieux est à peine abîmé par l'accident. La victime est inconnue dans la région. C'est un représentant qui visitait les commerces locaux. Les gendarmes s'occupent de joindre la famille. Sa mère vient de la région parisienne récupérer le corps.

Trois jours après, un homme livide cherche à parler à Toubib. La gendarmerie l'envoie. C'est le père. Divorce. Il n'a pas vu son fils depuis des années. La mère a confisqué la dépouille et prévenu trop tard. L'homme veut reconstruire le fait divers et l'icône brisée. Il exige des détails. Il veut reconnaître dans ce récit du cadavre d'un homme qu'il n'a pas connu, le portrait de l'enfant qu'il a aimé. Toubib est sidéré. Cet homme ne rentre pas dans son projet de métabolisation du chagrin.

Peut-on s'aveugler, ne pas voir venir certains drames ? Où est ton esprit critique, Toubib, à ce moment-là ?

Odette est psychotique depuis de nombreuses années. Entre chaque séjour en hôpital psychiatrique, son mari, bien qu'ayant une maîtresse, s'est toujours occupé d'elle et l'a maintenue dans la maison familiale avec les enfants. À la mort du père, ne reste sur place que le fils le plus jeune, Jérôme, pour s'occuper de la mère. Il veut continuer. Mais les autres enfants vendent le pavillon familial. Et dans un petit logement, la cohabitation devient impossible. Jérôme perd son travail et pense pouvoir être salarié comme aide à domicile de sa mère. Il ne voit pas l'incongruité de changer, laver, habiller sa mère. Le fils aîné, nommé tuteur, trouve une maison de retraite. Jérôme se voit dans l'obligation d'accepter.

La rencontre avec Toubib l'a à peine rassuré : il a simplement obtenu la certitude de pouvoir passer des week-ends avec sa mère. C'est au retour d'un de ces week-ends que le personnel a recueilli les confidences d'Odette. Jérôme est violent et l'accuse de se souiller volontairement. Alerté, Toubib la questionne, mais elle ne réitère pas ses accusations. Quelque temps après, elle présente un hématome important au visage. Cette fois elle avoue. C'est Jérôme. Elle dit avoir peur. Toubib propose d'interdire les sorties sur plusieurs jours mais d'autoriser des repas communs à l'Ehpad[1] suivis de promenades dans le village. Cela fonctionne une ou deux fois : on prépare le couvert pour eux dans le petit salon à côté de la salle à manger, puis Odette et Jérôme partent.

Un samedi, Jérôme décide qu'ils iront au village voisin en voiture. Il gare son véhicule hors de vue du personnel et tente de faire monter sa mère. Il s'impatiente car le traitement neuroleptique ne facilite pas les mouvements. La raideur et la gaucherie d'Odette se compliquent de réticence car elle a peur, loin de la

1. Établissement hébergeant des personnes âgées dépendantes.

maison de retraite. Jérôme s'énerve, crie, bouscule sa mère qui crie aussi. Elle est à terre. Elle hurle. Il la tire par les épaules pour la charger dans la voiture. Un voisin entend et alerte l'Ehpad. Un aide-soignant est envoyé pour empêcher l'enlèvement et on prévient Toubib. Quand il arrive, il ne voit que la voiture s'éloigner. Odette ne crie plus. Elle est couchée dans le caniveau, l'aide-soignant penché au-dessus d'elle. Toubib s'assure de l'absence de lésions. Puis on rentre et on prévient les gendarmes. Jérôme sera interdit de visites pendant cinq ans.

Empathie, à égale distance entre sympathie et antipathie ?

Le jeune homme est recroquevillé au fond de son lit. C'est la mère qui a appelé Toubib et l'a introduit dans la toute petite chambre. Le père, militaire à la retraite, a craché tout son mépris en voyant Toubib.

— Faut l'enfermer, il est complètement marteau !

Le vieux reste assis devant la télévision.

Toubib s'assoit au pied du lit. Il connaît à peine le patient : on n'est pas souvent malade à cet âge. La mère dit qu'il fait « comme une grève de la faim ».

En fait, il se lève la nuit pour boire du Coca et aller aux toilettes et refuse de sortir de sa chambre la journée. Chômeur, il a commencé cet isolement depuis une grosse dispute entre son père et le frère aîné, parti en jurant de ne plus mettre les pieds à la maison tant que le « gros connard » serait vivant. Depuis, la mère pleure et le benjamin est enfermé dans sa chambre. Toubib ne dit rien. Il attend un geste, un mot. La mère dit :

— Régis, c'est moi qui ai appelé le médecin. Laisse-toi examiner, parle-lui.

Régis dégage son torse nu des couvertures. Il laisse échapper un soupir de lassitude.

— Ferme la porte.

Le père hurle :

— C'est ça, il pourra raconter ses conneries, ce marteau !

Le jeune homme saute du lit, pousse sa mère hors de la chambre, ferme la porte et s'assoit dans l'angle du mur, les jambes repliées contre son torse. Il est totalement nu. Il l'interroge d'une voix très douce :

— Vous savez ce qui se passe ici ?

— Votre mère m'a dit que vous alliez mal.

— Mon frère est venu annoncer qu'il était séropositif. Mon père lui a dit des horreurs. Bertrand, c'est mon frère, lui a dit qu'il regrettait de pas l'avoir été quand il l'a violé, il lui aurait peut-être transmis le virus et l'aurait tué. Il aurait moins violé de petit niakoués en Indochine. Mon père a voulu le frapper mais ma mère s'est interposée.

— Et vous ?

— Je n'ai pas pu bouger ou parler. J'ai compris qu'il n'y avait pas que moi qui étais passé à la casserole.

— C'est vrai tout ça ?

— J'ai téléphoné à Bertrand depuis. Il n'en a plus rien à foutre maintenant mais il s'en veut de ne pas m'avoir protégé. Pendant au moins quinze ans, mon père m'a violé. Il m'a sodomisé, lui, mais aussi avec des outils. Il est très bricoleur vous savez.

Il part d'un éclat de rire hystérique puis pleure.

Le père gueule de l'autre côté de la porte :

— N'écoutez pas, il est marteau, complètement marteau.

Après cela, il faut continuer à soigner le père, la mère et le jeune qui sera psychiatrisé.

Tout n'est pas possible. Quand, au départ, il y a un affect, toutes les belles théories s'effondrent.

Isabelle et Christophe sont des amis. Ils ont trois enfants comme Toubib. Le deuxième est patraque depuis quelques semaines. Ils téléphonent pour avoir l'avis de Toubib. On les invite un soir à dîner. L'examen du gamin est inquiétant : une grosse rate palpable et de nombreux ganglions font craindre le pire. Toubib tait ses doutes mais prescrit une analyse sanguine. Il reçoit les résultats le premier. Il ne parvient pas à l'annoncer à ses amis. Il conseille un rendez-vous spécialisé qui confirme la leucémie.

Après une rémission de plusieurs années, la rechute est brutale. L'enfant a grandi. Il peut verbaliser sa lassitude des traitements épuisants. Les parents choisissent une abstention de traitement curatif et une prise en charge palliative à domicile. Toubib n'est pas le médecin traitant et participe peu à la discussion. Il prend des nouvelles de loin en loin. Un jour, Isabelle décroche. Le ton est mondain, enjoué.

— Comme je suis contente de te parler. Tu sais, notre petit ange nous a quittés. Il est au paradis et veille sur nous d'en haut. Je suis sûr qu'il veille aussi sur toi et les tiens.

Toubib ne peut répondre. Il suffoque. Il ne comprend pas cette défense contre le malheur. À froid, il comprend mais il ne lui est pas possible de rester à froid. Au point de ne plus pouvoir écouter depuis la chanson qui était en fond sonore au téléphone, ce jour-là.

10

Le défilé des éclopés

L'ouverture de la porte de la salle d'attente ressemble à une entrée en scène. On rectifie la position, on vérifie que tout est en place, on souffle et on y va.

Le temps passant, j'ai effacé (volontairement ?) les signes extérieurs de ma profession : la blouse blanche, le stéthoscope autour du cou, le caducée sur le pare-brise. J'élimine les outils, je ne laisse que moi. Je rentre dans le rang. Mais certains patients font l'inverse : ils affichent leur condition de malade. Oserai-je dire qu'ils n'existent que comme malades ?

Toubib a pris l'habitude au fil de sa carrière d'exercer son regard clinique : la démarche typique du parkinsonien, le steppage de la sciatique évoluée, les œdèmes, la dyspnée d'effort, les ailes du nez qui battent.

Mais certains patients se dérobent à toute caractérisation.

Clothilde, malgré ses quinze ou seize ans, se présente déjà avec, au minimum, une attelle de poignet. Si elle peut ajouter une attelle de cheville avec une paire de cannes anglaises, c'est mieux. Elle est jeune. Elle n'a pas encore mis au point la panoplie parfaite.

Monique, elle, s'impose de venir au marché le vendredi matin avec son déambulateur, son attelle de genou bien visible sur le jogging et ses attelles aux deux poignets. Cela peut prêter à rire mais elle fait ainsi à pied cinq kilomètres.

Martine, quant à elle, est sobre : elle arbore en tout temps un collier cervical souple et surtout des lunettes à verres fortement teintés.

Sylvie, plus compliquée, profite de la mode des casques d'écoute pour se promener avec un énorme casque de protection auditive de chantier bien rouge pour plus de visibilité et explique à tout le monde qu'elle ne fait pas exprès, qu'elle est obligée du fait d'une hyperacousie qu'aucun spécialiste n'a pu comprendre.

Pierre se promène avec une bouteille portative d'oxygène que jamais personne n'a prescrite. Dès qu'on aborde la question du diagnostic posé, il change de médecin.

Il y a aussi les réfractaires, les négationnistes. Ceux qui ne veulent absolument pas communiquer sur le mode pathologique.

Comme Lucille ne sort jamais sans être pomponnée, la pâleur, voire la cyanose de son insuffisance cardiaque terminale n'existe qu'à la maison. Même le médecin-conseil de la sécurité sociale s'y est laissé prendre : il refusait le diagnostic de gravité et l'exonération du ticket modérateur avant que le conjoint insiste pour une auscultation.

Juliette est vexée : la toxicité hépatique extrême de sa chimiothérapie provoque un ictère. Son maquillage habituel non seulement ne cache pas la couleur bouton d'or de ses conjonctives mais le jaune jure avec son fond de teint habituel. Heureusement les lunettes de soleil Gucci vont lui permettre de sortir incognito.

L'apparence n'est pas tout. Le verbe aussi doit être contrôlé. Les mots sont piégés.

Je n'exerce pas dans ma région d'origine, dans mon terroir. J'ai dû apprendre les mots, les tournures pour évaluer les situations proposées. Une fatigue n'est pas une simple asthénie. Ce mot recouvre le plus souvent un malaise et peut donc être une véritable urgence.

Toubib est abasourdi et essaie de traduire :

— Venez vite, Docteur, la Marthe a mal entre mi le ventre et l'estomac du nombrinil au râteau du dos.

L'appelant raccroche sans d'autres explications. Même si la douleur en hémi-ceinture est facile à imaginer, son impétuosité reste à évaluer et l'adresse à trouver.

L'utilisation de l'épithète *petit* est une chose très bien partagée. Les médecins en abusent lors de l'annonce d'un diagnostic lourd. Une *petite* tumeur avec une *petite* inflammation qui va demander une *petite* intervention, éventuellement quelques *petites* séances de chimiothérapie, une *petite* dose de rayons. Et pourquoi pas quelques *petites* métastases aboutissant à une *petite* mort. Les autres soignants ne sont pas exempts de ce tic. La *petite* fièvre trouvée au *petit* papy par le *petit* thermomètre mis dans son *petit* cucul. Ah l'infantilisation du patient et encore plus du patient âgé !

Toubib a une patiente qui elle aussi cède à cette manie. Elle a besoin d'un *petit* traitement avec un *petit* antibiotique pour une *petite* infection de son *petit* utérus. Cette dame est en *énorme* surpoids.

Parfois, les erreurs de vocable ou les incompréhensions atteignent des sommets et confinent à la poésie.

Morceaux choisis.

Toubib : « Nous traiterons cette banale pharyngite par le mépris. » La patiente en fin de consultation :

« N'oubliez pas de marquer pour ma gorge ce que vous avez dit tout à l'heure. »

Une patiente est tombée et a des esquimaux plein les jambes.

L'infection gynécologique se résume à avoir la nature en feu.

Un mot écrit par le macho de mari qui n'a pas pu accompagner sa femme : « Ma femme a le térus dur comme un gros kayou. Ce doit être le stérile-hé. »

« C'est vous l'homoplatre qui soignait avec des plantes ? »

« Venez vite, Docteur, la Dédé a mal à l'os qui pue. » Comme la Dédé reçoit des coups de son concubin plus souvent qu'à son tour, Toubib se rend sur place craignant un coup derrière la tête. En fait la Dédé a voulu s'asseoir sur la mobylette, le concubin a démarré trop tôt et Dédé a chu sur le coccyx.

D'un médecin rural qui raconte, on attend des histoires de sorcier. On veut rire de la naïveté des paysans, se gausser de la crédulité rustique. Je ne suis pas sûr que ce rire soit irréprochable. Empressons-nous de rire de ce qui fait peur, de cette part d'ombre en nous. La rationalisation n'a souvent pour but que la mise à distance de ce qui nous échappe.

Paulette exige une visite à domicile : elle ne peut sortir de chez elle. Toubib l'ajoute en fin de tournée. Elle demande un renouvellement de traitement de son diabète. Elle paraît tout à fait mobile. Elle explique que sa voisine a jeté un sort (elle dit « envournée ») en plaçant des plumes selon une disposition particulière à la sortie de sa cour. Elle ne peut donc sortir sans risquer un envoûtement maléfique. Le reste de l'explication est un ramassis vindicatif de ragots sur cette jeune femme trop mince, trop blonde, trop jolie pour monter sur un tracteur. Toubib laisse le flot acide couler mais ne voit pas venir le coup final.

— Docteur, vous parlez latin ?

— Non. J'ai fait du latin au lycée mais c'est tout !

— Très bien, ça ira. Vous allez dire quelques mots en latin et ça va désenvourner ma cour.

Toubib refuse. Il apprendra quelques jours après que le curé a accepté.

Pourtant, souvent le médecin aime bien jouer au sorcier. Il est un peu jaloux de son pouvoir de conviction.

Toubib se targue d'expliquer au patient effrayé du jargon : une rhino-laryngo-trachéo-bronchite n'est jamais qu'un rhume qui tombe sur les bronches. Toubib aime bien démonter ces mots à rallonge. Il appelle cela défaire les Lego : on coupe pour retrouver les racines nez gorge et voies aériennes, on ajoute « ite » car c'est enflammé et le tour est joué. Pas sûr que cela démythifie. Cela rend moins pédant mais pas beaucoup plus clair, l'anatomie même basique est peu connue.

Par ailleurs, le malade doit pouvoir se prendre en charge. Un traitement bien compris est un traitement bien suivi. Toubib aime ces formules qui délestent sur le patient un peu de la responsabilité. Mais la pédagogie a ses limites. Apprendre l'ajustement de la posologie pour un traitement anticoagulant selon les résultats de l'analyse est facile. Mais expliquer pour une pathologie thyroïdienne que la valeur dosée au laboratoire est inverse à la dose d'hormones thyroïdiennes circulantes est plus coton et ajoute des incertitudes qui éloignent le patient et enveloppent le médecin dans un brouillard scientiste. Faites-moi confiance, je sais.

Le succès public de l'homéopathie, outre la qualité de l'écoute qu'elle suppose, est aussi dû à mon avis au jargon de cette médecine. Les noms latins, les diathèses : on est sépia comme on est taureau, balance, ou bélier.

Il faut pourtant se comprendre, échanger, renseigner.

La concurrence de la vulgarisation n'est qu'apparente. Entrevoir sur un écran quelqu'un d'autre malade fait certes craindre pour soi mais cela n'a pas le poids du colloque singulier où le praticien vous parle, vous palpe, s'adapte à vos réactions. La télé ou l'ordinateur inquiètent, le médecin en face rassure.

Cependant le pouvoir médiatique, la starification à outrance peuvent donner lieu à des incidents.

Toubib ne connaît pas encore cette nouvelle venue et son enfant de cinq ans. Elle est venue pour lui mais n'expose son vrai problème qu'en fin de consultation. Son autre garçonnet de deux ans est autiste et elle veut l'adresse d'un pédopsychiatre. Ce n'est hélas pas la spécialité la plus facile à trouver dans notre région. Toubib veut préciser un peu de l'histoire pour mieux adresser au CHRU. Le gamin est-il déjà suivi, où, qui a fait le diagnostic ? C'est Sophie Davant à la télé. Elle a fait une émission sur l'autisme avec des témoignages émouvants. Et le bébé présente les signes décrits par les invités. Revenir à la réalité sera très difficile. La mère aussi a droit à son quart d'heure de martyre médiatisé.

Le plus difficile est d'annoncer une maladie honteuse. Je ne parle pas d'une maladie sexuellement transmissible. Non. Tout ce qui a trait à la dépression. Entre « je ne veux pas prendre ces saloperies de tranquillisants », et « pourquoi aller voir un psy quelque chose, je ne suis pas fou ou folle ». Alors on tourne autour du pot. On parle de stress. Je suis très étonné que tout le monde réclame un tranquillisant parce que ce sont les obsèques et qu'il faut tenir le coup alors que le chagrin est normal mais que l'on refuse l'aide même chimique quand, à l'évidence, on ne peut plus se projeter dans l'avenir, que les journées ne sont plus qu'une longue suite de pleurs et d'angoisses.

Avec le temps Toubib a mis au point quelques moyens d'aborder le sujet sans effrayer l'interlocuteur. Ce ne sont que des trucs mais ils permettent le dialogue en faisant passer quelques notions de base. Premièrement on élimine la notion de folie, de délire. Pour cela, il faut affirmer bien fort ne pas être psychiatre et donc s'interdire de prescrire des neuroleptiques. Cela suppose donc de définir psychiatre, psychologue, psychanalyste. Mais aussi de classer les drogues entre anxiolytiques, antidépresseurs et neuroleptiques. C'est difficile, de longue haleine. Car très rarement on explicite les choses. En plus ce sont des classes thérapeutiques hétérogènes : tel antidépresseur sera plutôt sédatif, l'autre plutôt excitant. Les annonces médiatisées de chiffres alarmants sur la consommation de ces produits culpabilisent les patients qui en ont vraiment besoin et n'empêchent pas les toxicos légaux d'en redemander.

Avez-vous déjà vu un sortant d'hospitalisation (surtout s'il est vieux) sans son petit truc pour dormir ?

Pour dormir ou pour ne pas entendre le bruit insupportable dans les services où personne ne fait attention à baisser la voix, à ne pas claquer les portes ou à ne pas les enfoncer avec les chariots de soins ou de repas ? Savez-vous combien de temps il faut ensuite à Toubib pour stopper ces médications ? Comme lui a répété Anna pendant des années, je suis assez vieille pour mériter de dormir. Maintenant elle a son Alzheimer et ne se rend plus compte qu'elle dort sans rien mais aussi qu'elle tombe beaucoup moins.

Mauricette réclame un coupe-faim pour maigrir sans effort mais ne veut pas d'antidépresseur pour calmer ses troubles du comportement alimentaire et ne veut pas entendre parler de psychothérapie pour prendre en charge sa névrose hystérique qui lui fait confondre dans son discours tous ses orifices naturels : quand ça veut plus rentrer par là, ça ne rentre nulle part.

L'étape suivante des explications pour l'acceptabilité d'une prise en charge permet d'évacuer le préfixe psy en tant que signature de folie. Je me sers de l'exemple du baby blues pour expliquer sérotonine et autres neuromédiateurs. On accepte facilement de manquer de sels minéraux, surtout de magnésium, pourquoi pas de sérotonine.

Le retour du psy se fait par l'explication de l'angoisse et des moyens de s'en défendre. Sigmund revient en force pour les trois mécanismes et les névroses. Mais, là encore, il faut ruser. Et les grands exemples célèbres de phobiques (footballeurs internationaux refusant les transports aériens), d'obsessionnels qui s'oublient dans leur tâche (hommes ou femmes politiques ou saints), aident à faire passer la pilule. La névrose hystérique reste plus sensible. On parle plus volontiers de névrose de conversion.

Jean-Louis est du genre « je contrôle tout ». Il replace le brassard du tensiomètre, vérifie son pouls, se déshabille avant toute invite et parle de son corps d'athlète de sprinteur et sauteur de haies quand il avait vingt ans. Il en a quatre-vingts. Il ouvre le courrier des spécialistes et multiplie les avis inutiles. Il ne peut se laisser aller. Il a peur que le lâcher-prise ne soit définitif.

Toutes ces attitudes reflètent de vraies plaintes, un terrain pathologique plus ou moins équilibré. Car on peut s'équilibrer grâce à une pathologie : certaines sont plus économiques qu'affronter ses angoisses. Tous ces questionnements plus ou moins masqués, plus ou moins volontaires, méritent écoute et réponse. Apprendre à reconnaître ces signes est aussi important que savoir ausculter ou lire une radiographie. Je ne suis pas sûr que cela fasse l'objet d'un enseignement universitaire.

11

Le crépuscule a souvent de belles couleurs

Finalement c'est ma pratique gériatrique à l'Ehpad du canton qui a fini par donner un sens à ma « carrière ».

Écrire sur la vieillesse, sur le temps qui passe, depuis ma position d'observateur, de voyeur.

Peut-on être voyeur de ce qui nous touchera, nous touche déjà ?

Écrire mon témoignage, mon travail auprès des vieux, malades ou non. Surtout des déments, victimes de cette pathologie de la perte de soi, au-delà du simple deuil de la jeune personne et de l'adulte qu'on a été. La maladie vous ampute peu à peu de ce qui est vous, pas seulement de ce qui était vous mais aussi de vous maintenant ; elle grignote votre ego, dilue votre subjectivité, provoque une perte des limites avec un extérieur et avec les autres que l'on peut espérer au mieux bienveillants. On n'existe, dans les moments de lucidité de plus en plus rares, qu'au travers d'une souffrance de ce qui nous arrive et de sa cause. Puis on perd cette notion d'un avant et d'un après la maladie. On est une enveloppe humaine qui dépend du regard des autres pour retrouver sa dignité ontologique. Jamais être humain ne dépend autant des autres.

Je suis sûr que le média le plus juste serait la photographie : fixer l'insondable, le vide du regard qui est au-delà, éteint. Cela n'a rien à voir avec une quelconque humanité : le primate dans un zoo jetant un regard dédaigneux aux visiteurs a une flamme dans son regard.

Irène, la plupart du temps, n'a plus cette flamme. Le bleu de ses yeux a disparu. L'iris a toujours ce bleu tendre de myosotis, mais comment décrire cette absence. Et d'ailleurs absence de quoi ? Il y a bien quelque chose qui manque car parfois, quelques heures après, ce quelque chose revient. On va communiquer. Cahin-caha mais une relation s'établit, un message est lancé, une bouteille à la mer, reçue, même si parfois le receveur s'intéresse plus à la bouteille qu'au message. Relation pure dépourvue d'autre but qu'elle-même, pas d'utilité hormis « je te reconnais comme frère en humanité », et c'est beau. J'ai rarement connu de moment aussi fort.

Irène a un mari, malheureux. Il lui rend visite régulièrement. Elle ne le reconnaît plus. Il ne sait pas quoi faire. Il ne propose rien. Il ne reçoit rien. Il repart encore plus malheureux. Pourtant il reviendra, c'est son devoir, dit-il. Il en mourra.

Irène reconnaît une aide-soignante qui a un rituel de salut avant la toilette. Reconnaît-elle la personne, la voix, le rituel ? Elle sait que va suivre un moment de détente avec de l'eau tiède qui coule sur son corps, des paroles qu'elle ne comprend plus mais qui font une musique douce. Dans ce moment-là, le bleu myosotis brille. C'est alors qu'il faudrait faire la photo.

Le mot démence choque. L'adjectif dément encore plus. Cela ne suppose pourtant pas de déficit d'intelligence. Celle-ci est toujours identique à avant la maladie.

Suzanne a une culture étendue. Lui sont longtemps restées des bribes entières de ses lectures. Elle adore parler. On a fait pendant quelque temps des concours de citations. Le délire a envahi son discours – des personnes lui parlaient dans les murs –, mais s'il y avait une touche étrange, cela n'était jamais effrayant ni même inquiétant. Les voix se sont tues. Reste le discours fluent, coq-à-l'âne, cut off.

« Caca, popo, la police aux fesses, fesses, fesse, face, face à toi, face à moi, face à main, touche ma main maman est-ce que j'ai mal mal à la peau peau police la police arrive l'accident pauvre enfant il est blessé il a mal mal à mal la malle la malle est fermée si la malle est fermée où est le bien j'ai mal ou j'ai bien bien sûr survie surveiller j'ai mal au surveiller surveiller le surveillant sur le mur le mur du surveillant qui surveille les murs du ciel et tout ça le soleil est dans les murs caché cassé cache casse si tu casses les murs c'est plus sûr rien n'est sûr la sûreté du surveillant… »

Tout est dit sans s'arrêter, sans respirer. Obligation de faire une pause malgré tout pour respirer avant la reprise de la litanie, les yeux clos, le regard tourné vers un intérieur pour y trouver une cohérence. Sa fille ne vient plus la voir. Chaque fois elle partait ravagée : sa mère brillante refusant de lui donner les clés de ses idées. Les avait-elle seulement ces clés ? N'est-ce pas ce qu'elle cherchait dans sa logorrhée épuisant son peu de souffle ?

Comment continuer à vivre avec cet autre, cher parmi les chers, qui ne vous laisse apparemment plus votre place ?

Albert et Rachel ont les moyens financiers de vivre chez eux avec des aides à domicile. Elle est non pas bien-portante mais bien-raisonnante. Lui en revanche, du fait de lésions cérébrales, s'enfonce progressivement. Sa créativité lui permet d'analyser cela encore positivement.

— Je me débarrasse des feuilles mortes, dit-il.

Elle dit qu'elle « apprivoise les déficits » qui s'installent. Mais quand elle s'étonne qu'il dresse les couverts pour des proches depuis longtemps disparus, il lui répond que s'ils sont morts, ils ne vont pas tarder à venir les chercher pour les rejoindre. Elle a du mal à admettre les défaillances intellectuelles d'Albert. Pour sa santé à elle, très délicate, elle préfère évoquer une bobologie physique. Elle parle de vertiges, de prurit, de douleurs musculaires. Il ne reconnaît plus ses œuvres écrites, se réjouit de la communauté d'idées avec cet autre lui-même qu'il n'identifie pas. Lui si dépendant d'elle ne la reconnaît pas, lui défend de s'occuper de lui, lui dit que seule Rachel peut faire cela.

Elle est obligée d'accepter ce deuil temporaire, mais de plus en plus fréquent, de leur couple et le deuil total de l'homme qu'elle a si longtemps admiré et qu'elle ne peut plus qu'aimer. Elle est maintenant confrontée à la réalité de la situation qu'elle avait envisagée dans la théorie : mourir dans la dignité, euthanasie demandée. Qu'est-ce que cette dignité reconnue mais possiblement enlevée ? Quand s'arrête-t-elle ? Commence-t-elle ? Est-elle consubstantielle de la condition humaine ? L'œuvre accomplie est-elle un viatique de dignité ?

Cet autre Albert qu'elle ne pensait jamais connaître est pourtant toujours Albert : il a toujours eu ces périodes de dépression postcréatrice où il remettait tout en cause, où il s'abandonnait totalement à elle, régressait dans le nid de son amour. Elle a toujours subi ses défaillances, ses phases de doute où elle récupérait les pages jetées à la corbeille, les protégeant de son instinct destructeur. Finalement il a toujours anticipé ce moment, il n'a jamais connu le déclin créatif, il n'a jamais rien fait de médiocre. Reste à trouver sa place à elle.

La maladie, quelle qu'elle soit, n'efface pas notre personnalité. Tel vous étiez, tel vous restez.

Par exemple, vous étiez Don Juan.

Fernand, célibataire endurci, regarde son pied droit pourrir. Depuis des mois il résiste. Toubib lui propose chaque fois une amputation de propreté. Fernand refuse : il a décidé qu'il partirait entier, pourri peut-être mais entier tel qu'il avait été fabriqué. Il a décidé de mourir avant de trop souffrir de sa gangrène : l'avantage du diabète, c'est l'atteinte des terminaisons nerveuses, on a moins mal qu'on ne devrait. Il a déjà vu un orteil tomber, noir, sec, plus curieux du phénomène que plaintif.

Il en veut beaucoup à cet imbécile de cardiologue qui l'a privé d'une mort syncopale en le dotant d'un stimulateur qui oblige son cœur à battre sans pause. Puisqu'il ne peut plus décider de son arrêt cardiaque, c'est la machine qui commande, il a décidé de mourir de son diabète. Ça l'arrange, il est gourmand et ça fait chier les infirmières. Elles poussent des cris quand elles font les glycémies avec les bandelettes et le menacent des pires maux. Il s'en fout. De toute façon, il aime les emmerder. Toutes ces filles qui autrefois l'auraient fait bander, il ne peut plus que les faire crier de colère, il ne va pas s'en priver.

Vous étiez Bernarda Alba.

Sur la table de chevet, un autel en miniature : un ex-voto, un miniretable diptyque, des mouchoirs en papier sortis de leur boîte mais toujours bien pliés les uns sur les autres, un paquet de biscuits entamé, des pastilles adoucissantes pour la gorge et la bouteille d'eau, puisqu'il faut boire comme ils disent. Dolores ressasse ses souvenirs de guerre, entre Espagne et France, un seul ennemi, les fascistes (elle prononce fassistes). Ça a l'air d'intéresser Toubib. Alors elle raconte, raconte et en profite pour réclamer des olives aux repas, une pédicurie plus fréquente. Les Français lui doivent bien ça, après tout ce qu'elle a fait pour les délivrer des boches. Elle sait qu'elle est foutue, un cancer au foie. Mais ce n'est pas une raison pour se laisser aller : mise en plis impeccable, léger maquillage et rivalité avec l'autre miss du couloir (Toubib les appelle ses miss), une vieille, rentrée mourante et retapée après quelques mois. Celle-là, tout le monde la chouchoute car elle est flatteuse pour eux. C'est leur vitrine, leur publicité. C'est facile d'aller mieux si elle n'a rien. Elle, Dolores, elle a un cancer. Et elle ne se plaindra pas car elle le veut ainsi. L'autre pimbêche se promène dans le couloir dans une robe Vichy rose. C'est ridicule, c'est trop court, on voit ses genoux, elle parle fort, tutoie tout le monde, bref se croit chez elle. Dolores, elle, ne sourit jamais, est toujours en pantalon, noir avec un chemisier blanc immaculé, une veste grise. L'autre sort ses rangs de perle, Dolores cache la chaîne en or avec la photo de son mari sous son chemisier. L'autre craque de temps en temps, pleure la mort d'un de ses fils à l'âge de vingt ans dans un accident de voiture. Dolores est triste et la plaint mais ne le montrera jamais.

La maladie vous montre parfois transformé. Aux yeux des autres.

André est figé, enfermé dans son Parkinson, dans son fauteuil, penché vers sa main droite qui seule bouge, émiettant un pain imaginaire. Son visage est minéral, marmoréen. Le blocage hormonal de son cancer de la prostate, éliminant la pilosité, donne un aspect luisant, uniforme, légèrement jaunâtre à ses joues. Les yeux se déplacent presque par secousses et fixe l'interlocuteur longtemps avant de répondre en saccades. La salive coule de la commissure des lèvres. La voix est éteinte, mécanique, avec une sorte de bégaiement.

André vit très mal cet état, une vraie paralysie des émotions qui le gêne plus que son immobilisme. Il pense qu'il bave au lieu de pleurer. Il s'est habitué aux multiples tentatives pour se lever du fauteuil, au piétinement avant de démarrer le moindre pas. Il ne s'habitue pas à son masque de cire, cette opacité de façade qui empêche toute sa souffrance et ses rares bonheurs de se lire dans ses traits. Derrière sa nouvelle apparence, il se sait le même.

Élise, elle, a toujours vécu comme une femme libre : mal mariée une fois, une fille qu'elle ne veut plus voir, et plusieurs compagnons, mais jamais plus de deux en même temps, a-t-elle dit à Toubib. Elle vit sa vieillesse comme une solitude profonde malgré une agitation sociale frénétique. Plus elle reçoit de sollicitations, plus elle rabroue les invites trop précises. Elle se sent plus vieille que femme, recherche l'admiration de tous, pensant ne plus trouver l'amour de quelques-uns. Elle est toujours la première à faire le clown, toujours disponible pour aider.

Personne ne connaît son secret : un cancer déjà en échappement thérapeutique. Elle est déjà morte à elle-même, à celle qu'elle a été. Quand Toubib, complice, la décide au changement de pessaire [1], elle est persuadée de l'inutilité de la chose. Mais elle ne veut pas d'infection locale, synonyme de manque d'hygiène. Aussi se soumet-elle passive et relâchée aux gestes du professionnel. Elle est surprise par le plaisir qui vient comme autrefois et ne peut retenir un petit cri, bientôt suivi d'un halètement qui ne laisse pas de doute. Toubib ne laisse rien paraître. Élise n'en finit pas de s'excuser.

1. Anneau en caoutchouc utilisé pour maintenir l'utérus descendu dans la cavité vaginale, voire extériorisé.

La prise en charge commence par regarder les gens non comme ils sont devenus mais comme ils ont toujours été.

Marcel est maintenant en institution. Sa démence ne laissait plus le choix. Comme souvent, malgré les craintes de la famille, cela s'est bien passé. Il a rapidement accepté ce nouvel espace où finalement il voit plus de monde que reclus à domicile. Et pour communiquer, il communique. Il parle tout le temps et quand, comme il dit, ces pauvres vieux gâteux ne lui répondent pas, il parle au personnel. De tout, de rien. Surtout de ses activités passées. Il faut mettre les veaux au champ, arracher les pommes de terre. Il donne ses ordres, et comme ils ne sont pas suivis, il part le faire lui-même. L'institution parle de fugue. C'est stupide. Il ne fuit rien, il part travailler. Peu de gens ont remarqué qu'il ne peut faire deux choses à la fois : s'il parle, il ne marche pas. Il suffit d'entretenir la conversation et il n'y a pas de fugue.

La prise en charge repose sur l'observation de tous petits riens offerts à la sagacité du soignant.

Quand Germaine est entrée en institution, elle venait de chez elle. Seule sans enfant, elle bénéficiait, selon l'heureuse expression administrative consacrée, des soins à domicile. C'est-à-dire que moyennant deux passages par jour d'aide-soignante elle vivait du lit au fauteuil dans une contention permanente, pour éviter les chutes, gardée par la télévision. Une aide-soignante persuadée de son intérêt pour les feuilletons lui laissait la chaîne des *Feux de l'amour*, une autre, non moins certaine des goûts de la démente grabataire, confiait la surveillance à une chaîne de documentaire animalier. Une voisine passait vers la fin d'après-midi pour regarder avec elle le jeu que son mari ne voulait pas voir. Comme ça, cela ne faisait pas d'histoire et occasionnait à Germaine une visite de plus.

Bien sûr, le week-end, comme il n'y avait pas d'émission sujette à dispute conjugale, Germaine ne voyait que l'aide-soignante et était couchée à seize heures car la tournée du week-end devait se terminer plus tôt. L'entrée en institution s'est décidée après un rapport de l'infirmière responsable du service des soins à domicile. Celle-ci soulignait la nécessité d'accueillir d'autres patients, la liste d'attente s'allongeait trop et le cas de Germaine était le plus lourd pour les employées du service.

Germaine entre donc en unité spécialisée. Elle est grabataire, aphasique, opposante aux soins. Un jour, une nouvelle employée, jeune, gaie, insouciante, rentre dans sa chambre avec le plateau du repas en chantonnant. Germaine entonne *Le Petit Vin blanc*. Elle a une toute petite voix fluette qui s'essouffle après chaque vers. Elle continue en boucle le premier couplet. C'est parce que cela devient gênant pour la voisine de chambre que l'on va en parler à l'infirmière.

Les soins seront dorénavant précédés d'une petite chanson.

Le professionnalisme ne consiste pas à appliquer mécaniquement un protocole de prise en charge. L'avantage des protocoles écrits est d'uniformiser les soins : je sais ce qui a été fait avant. Pour autant, je ne suis pas obligé de reproduire si c'est inadéquat. Or, les protocoles sont devenus des recettes toutes faites qui souvent évitent de réfléchir.

Pierre est atteint d'Alzheimer. Cela a été d'autant plus difficile à diagnostiquer qu'il toujours été dépressif. Cela est d'autant plus massif que la guerre conjugale a toujours été vive. Il a très volontiers accepté le diagnostic car cela justifiait toutes les crasses qu'il pouvait faire à Geneviève. Elle a très bien accepté ce diagnostic car cela mettait en avant son martyre personnel. Le diagnostic posé, la machine gérontologique s'est mise en branle. Accueil de jour. Pierre s'y montre plus souriant et aimable que chez lui. Il se renfrogne dès que sa femme vient le chercher le soir. Psychomotricien, ergothérapeute, tous notent son aspect plus ouvert en leur présence. Ils ne voient pas le jeu de cache-tampon qu'il impose à Geneviève dès qu'ils sont partis. Clés de la maison perdues dans le jardin, tasses et bols rangés dans le lave-linge, boîte à sucre dans la table de chevet. Le tout accompagné de part et d'autre de grands soupirs. Pas d'éclat, mais toute la misère du monde traînée à longueur de journée. Geneviève n'ose pas se plaindre publiquement pour ne pas renforcer l'image de maîtresse femme autoritaire. Seul Toubib est le réceptacle des aigreurs, épuisement, pleurs.

Un jour elle prend rendez-vous pour demander un certificat d'incapacité à signer chez le notaire. Les intervenants gérontologiques lui ont parlé de la nécessité de vendre la maison pour payer une famille d'accueil. Ils ne lui ont pas parlé des procédures de curatelle ou tutelle. Ils ont juste dit que Pierre était trop malade et triste pour rester avec elle, pas assez malade et dépendant pour être en institution. La bonne solution qu'ils avaient trouvée était la famille d'accueil. C'était cher. Mais ils sont propriétaires. Ils avaient déjà trouvé la famille et vu avec les services sociaux pour les dossiers et démarches. Il ne restait plus à Geneviève qu'à prendre contact avec son notaire pour la vente. Ils n'avaient pas pensé à reloger Geneviève.

Aucune pierre à jeter sur quiconque. Tout le monde a joué son rôle.

Viviane fume beaucoup. Elle boit aussi. Elle a gardé ses habitudes de vie mondaine : elle se vante d'avoir été la compagne d'un acteur de la Comédie-Française. Elle s'habille toujours avec recherche et se maquille tous les jours. Elle a une superbe voix rauque bien entretenue par le tabac. Elle fait toujours un peu de théâtre en amateur et quotidiennement beaucoup de comédie pour son entourage. Elle oublie de plus en plus son texte aux répétitions et on finit par lui proposer des rôles de figuration. Elle préfère démissionner. Elle est honteuse de la situation et préfère mettre en avant un déficit visuel. Elle ne se rend pas compte que depuis longtemps elle sort avec des vêtements tachés. Sa conduite automobile est hasardeuse. Elle vit seule depuis le décès de son fils unique du sida. Elle n'en parle pas : c'est trop douloureux.

Heureusement le cancer des bronches ira plus vite que les troubles de mémoire et la cécité. Elle refusera tous les soins afin de mourir seule dans son lit, au sein de sa maison qu'elle a donnée à un neveu indifférent. Celui-ci la laissera agoniser tranquille, tout en évaluant le contenu des placards et des armoires.

Dans les services de gérontologie, l'issue est connue de tous. On ne guérit pas de la vieillesse. C'est pour cela que ce n'est pas une maladie. Mais si la fin est inéluctable, on peut l'anticiper, l'assumer. Tous les soins dans ces services devraient tendre à ça. Les patients nous aident bien parfois.

Lucienne aura très bientôt cent ans. Elle est secrètement fière mais feint le détachement. Elle a pris l'habitude depuis quelque temps de se coucher sur le dos, les mains croisées sur la poitrine comme un gisant d'église. Quand le personnel de la maison de retraite lui demande ce qu'elle fait, elle répond qu'elle s'entraîne à être morte.

12

À l'épreuve de la Faucheuse

Je suis toujours énervé par les débats publics sur l'euthanasie. En premier lieu, quelle aberration que la publicité du plus intime des moments, celui de quitter la vie. Qui ose parler en mon nom de ma mort ? Qui a l'outrecuidance de décider de ma dignité terminale ?

Entendons-nous bien. Je suis totalement partisan de la liberté de choisir sa sortie et totalement convaincu de la nécessité de légiférer. La loi française actuelle est une bonne loi. Ses détracteurs devraient commencer par la lire et les médecins par l'appliquer totalement et pleinement et sans interprétation personnelle.

Mais une loi n'est qu'un cadre. Et il y aura toujours un hors cadre, un cas improbable et douloureux. Je dénie à quiconque le droit de décider de ma fin sous prétexte que l'image de mes derniers moments ne ressemblerait pas à leur volonté. Doit-on remplacer le pouvoir médical d'empêcher une mort tranquille par le pouvoir médical de tuer tous ceux qui dérangent le bon ordonnancement de notre monde aseptisé refusant la souffrance ?

Je ne suis pas et ne serai jamais un assassin. J'ai pratiqué l'euthanasie et avant la loi. Ce n'est jamais simple, toujours douloureux.

Colette est en phase terminale d'un cancer du sein. Elle a deux enfants qu'elle a élevés seule et n'a jamais voulu dire sa maladie même à sa mère. Toubib a respecté sa volonté.

Le moment est arrivé de l'échappement thérapeutique. Bientôt on ne peut plus cacher l'évidente dégradation de l'état général. Sa mère se réfugie dans l'incompréhension totale, négation à peu de frais de la réalité. La fille aînée, la sidération passée, se bat pour le confort de sa mère. Le fils révolté en veut à Toubib de son silence et garde un air buté, voire dédaigneux en sa présence. Colette a depuis longtemps évoqué cet ultime stade avec Toubib. Il sait qu'elle refuse tout examen supplémentaire, toute hospitalisation et veut donc mourir chez elle. Il met en place toutes les aides existantes. Ce n'est pas toujours facile en milieu rural et les services mobiles de soins palliatifs n'existent pas encore. La douleur est assez facilement contrôlée. Mais de nombreuses sautes d'humeur rendent la prise en charge psychologique difficile. Bien sûr Toubib a laissé son numéro de portable à Colette et elle ne se prive pas d'appeler jour et nuit, ces mots-là ne signifient plus rien pour elle qui vit dans l'immédiateté et face à l'imminence. Colette n'est pas croyante mais requiert la venue du prêtre de la paroisse. Il ne lui est d'aucune utilité car complètement dépassé. Il lui propose un sacrement qu'elle refuse. Elle le renvoie méchamment.

Une nuit elle passe un coup de téléphone à Toubib.

— C'est fini je ne veux plus lutter, je veux mourir là, maintenant, cette nuit, sans prévenir personne. Ils me trouveront demain matin.

Toubib cherche à être sûr de sa volonté.

— Non, Toubib, je ne souffre pas mais je me rends compte que je ne suis plus moi et je ne veux pas laisser aux miens cette image d'une vieille femme ratatinée et capricieuse.

Toubib lui lance :

— Je reste avec vous jusqu'au bout.

Elle refuse. Elle martèle :

— Seule, j'ai dit seule ! Branchez une perf, donnez-moi la molette d'ouverture et partez.

Toubib s'exécute. Une heure après, chez lui, il ne dort pas mais son téléphone le réveille de ses pensées. Colette l'insulte :

— Salaud, lâche. Vous me laissez crever comme un chien, toute seule.

Toubib se rend à son chevet immédiatement. La colère est tombée. Elle n'a pas eu le courage. Elle a appelé sa mère qui ne comprend pas. Elle chuchote.

— Je n'ai pas pu, pas seule, et je ne peux pas devant ma mère. Mais il faut.

Toubib ne dit rien. Il ouvre le robinet et se concentre sur les gouttes qui tombent. Colette s'endort, paisible.

René a voulu rester chez lui pour finir, entouré de sa femme et de ses enfants. Tout est clair, tout le monde est au courant. Ce soir, il est épuisé et a dit : « Ça suffit. » Il est très essoufflé. Toute parole est un effort. Toubib voit les proches conscients mais choqués par les bruits, les râles agoniques. Il leur propose de partir dans une autre pièce et de demeurer seul avec le mourant. Ils acceptent, soulagés.

Toubib voit les minutes s'écouler sans évolution nette. C'est long et difficile. Une demi-heure après, le fils passe la tête par la porte de la chambre, venu aux nouvelles. Toubib lui adresse un signe : non ce n'est pas fini. Il est de nouveau seul. René est en coma aréactif. Tout est calme et porte à sommeiller. Bientôt la pause respiratoire est définitive. Toubib se retire. La famille reprend toute sa place.

Malgré son caractère inéluctable et commun à tous, chacun envisage la fin de vie différemment.

Adrien a été soulagé par un traitement lourd au risque d'effets secondaires sévères. Mais l'antalgie obtenue, on observe un mieux général qui étonne le personnel de la maison de retraite. La famille est prévenue qu'elle peut faire ses adieux. Ils se sont déchirés sur tout, y compris la non-hospitalisation pour les derniers instants. Toubib a préféré porter le poids de la décision, même si c'est l'avis de la future veuve et d'une fille qui est retenu. Il donne les consignes à une infirmière. Elle refuse de faire l'injection. Elle est catholique tendance dure. Elle a raison : c'est à Toubib d'aller jusqu'au bout et d'assumer.

C'est dur de mourir. C'est peut-être encore plus dur de savoir qu'on va mourir et encore plus dur d'en être persuadé quoi qu'il arrive. Germain a un cancer du côlon avec une poche de colostomie. Tout se passe bien. Il gère ses poches. Les bilans de surveillance sont bons. On parle de rémission complète au prix de la stomie définitive. Mais Germain ne veut rien entendre. « Je suis foutu, je le sais. »

Il va dire ça à Toubib tous les mois pendant treize ans. Puis il mourra d'une crise cardiaque brutale.

Quand l'incurabilité se complique de l'impuissance, parfois le patient soulage le soignant.

Farida sait qu'elle est atteinte du sida. Elle s'est réfugiée à la campagne pour des loyers moins chers et pour que ses deux garçons soient tranquilles, avec un petit jardin où taper dans le ballon. Le contaminateur est en prison. Les visites sont rendues impossibles par l'asthénie de l'un et de l'autre. Toubib apprend avec elle, la maladie, ses symptômes, les précautions, les complications et les impasses thérapeutiques de l'époque. Tout le monde est lucide. Il n'y aura pas de guérison. En 1985, peu prennent la mesure de l'épidémie. Le cancer des pédés est devenu le cancer des drogués. Ce n'est pas mieux. Le scandale de la transfusion fait plus de bruit politique qu'il n'entraîne de progrès dans la connaissance de la maladie. Et puis, on donne déjà au Téléthon, alors !

Toubib pique une grosse colère contre l'infirmière libérale qui a laissé sur la table de la pièce unique du rez-de-chaussée les seringues et les aiguilles souillées par les soins à Farida sans se soucier des deux gamins. Il n'est même pas sûr que l'imbécile ait compris le risque, la chaîne de contamination. L'ire de Toubib ne provoque que méfiance vis-à-vis de la malade. On parle de refuser de la soigner si c'est dangereux. De toute façon c'est mortel. Pourquoi reste-t-elle chez elle avec ses mouflets ? Il faut les placer en foyer, elle à l'hosto et basta. Patience ! Patience ! Ça finira comme ça.

Mais Toubib s'accroche, avec une copine plus ou moins baba cool, retour à la terre et militante associative pour prendre le relais. Farida restera à domicile avec les gamins jusqu'à Noël. Hospitalisée pour pneumonie, elle mourra fin janvier non sans avoir envoyé ses vœux de bonne et heureuse année à Toubib. Et surtout la santé, n'est-ce pas. Quelques pleurs de rage, quelques fleurs pour le courage.

13

La tournée des fantômes

Le pays se désertifie. Les commerces ferment dans les bourgs. Les exploitations agricoles diminuent en nombre. Les fermes sont abandonnées, les bâtiments s'écroulent peu à peu. Au mieux ils sont rachetés par des urbains attirés par l'été à la campagne. Les prix sont bas. Ce sont des retraités aux petits moyens financiers qui viennent. Ils sont encore en forme et passent toutes les vacances à retaper les fermettes. La retraite venue, ils s'installent. Restent encore des travaux. On va bien finir petit à petit.

À la première bronchite, la première fièvre qui vous cloue au lit, on a besoin des voisins pour aller à la pharmacie. Au début, qu'est-ce qu'ils sont bien ces paysans, prêts à rendre service ! Ce n'est pas comme en ville où personne ne se connaît. Puis, au fil du temps, pour peu que la santé ne permette pas de faire face à tous les travaux, les enfants ne viennent plus, ou s'ils viennent, ils ne peuvent pas s'attarder. On se retrouve en tête à tête. Le jardin ne suffit pas à remplir toute la journée. Les paysans ont moins le temps de donner des conseils ou de rendre service. Les courses au Super U deviennent le moment fort de la semaine, Bientôt : « Qu'est-ce qu'ils sont peu accueillants ces ploucs ! » Pour ceux qui se décident à entrer dans un conseil municipal, ils épousent vite les vieilles querelles de clocher et deviennent plus sectaires que les natifs.

Pour éviter la désertification, certains maires de toutes petites bourgades ont ouvert des maisons plus ou moins délaissées à des banlieusards précarisés : cela fait des gamins pour sauver la classe unique. La famille installée, pas de travail sur place, le père repart vers la métropole, revient de moins en moins souvent et abandonne tout le monde. Cette idée stupide que la misère est plus facile en milieu rural ! Encore faut-il savoir qu'un potager ça se travaille, qu'une poule doit être nourrie pour pondre et qu'un pitbull n'est pas un chien de troupeau. Souvent, le maire dénicheur de problèmes sociaux s'étonne rapidement de l'inflation de son budget d'aide sociale. Ce qui progresse le plus vite dans la région, c'est le nombre des bénéficiaires des Restos du cœur.

Plus de trente ans de présence à vivre et observer cette ruralité. À la fois acteur en se battant pour maintenir un accès aux soins le moins indigne possible et spectateur du lent naufrage du territoire. Les politiques et administrateurs se veulent les chantres d'une ruralité au mieux sympathique mais obsolète. Les vraies forces économiques locales sont des propriétaires de domaines importants qui finalement voient d'un bon œil le désert s'installer. Autant d'hectares libérés. De toute façon, ils ont les moyens de chercher loisirs plus loin.

Toubib fait parfois ce qu'il appelle *in petto* la tournée des fantômes. Telle maison fermée, telle ferme transformée, là une délicieuse grand-mère un peu sale mais pétillante qui gardait deux ou trois chèvres et qui demandait toujours en fin de consultation : « Et c'te cœur comment qui va ? »

Là où il n'y a plus que le lierre qui est vivant, lui voit Édith.

Édith est atteinte du syndrome de Diogène. Elle accumule tous ses déchets dans sa maison. Elle vit au milieu des poubelles débordantes et des piles de vieux journaux qui dessinent autour de sa chambre un quadrillage de rues de type Manhattan. Il arrive qu'au coin de Broadway deux rats se rencontrent. Édith vit très bien dans sa crasse – qu'elle enveloppe d'un manteau épais – et les odeurs d'urine, qu'elle croit cacher sous un excès de parfum. Ces artifices sont tous de très grandes marques et de très peu d'efficacité. Édith parle avec onction. Elle ne s'énerve que lorsqu'on évoque l'état de sa maison. Elle interprète la moindre allusion comme une agression et accuse l'incurie administrative qui bloque la demande de subvention pour la réfection de toiture. Elle a raison : c'est de l'administration que viendra la solution. Le maire en tant qu'officier de justice demandera le placement en hôpital psychiatrique.

Toubib passe encore devant le tas de planches brutes stockées pour séchage par le menuisier qui fait les plus beaux cercueils. C'était le but de promenade de Jean.

Jean est un superbe vieillard, grand, dégageant encore une puissance esthétique de marbre grec. Toubib est toujours étonné de son célibat. Un jour Jean lui a expliqué qu'il a été le premier à avoir un tracteur dans la commune. Un Massey, dit-il avec gourmandise. Son statut financier en faisait un beau parti. Pour une femelle, ce ne sont pas les occasions qui ont manqué, ici les filles sont girondes, mais lentes au travail alors qu'à côté elles sont dures au labeur mais c'est bien un pays de châtaigne, elles ont toutes un petit ventre rond et jaune avec quelques poils en bas.

Jean a une culture extraordinaire. Il est abonné à *Historia* et peut discourir des Comptoirs français des Indes ou de la grande inondation de Millau sans risque de se tromper. Il veut encore tout organiser dans sa vie et a choisi dans le tas de planches celles qui feront son cercueil. Quand le bois de son choix arrive au sommet de la pile, il se couche et meurt tranquille dans la nuit.

Toubib poursuit sa balade et voit au loin la ferme située au point le plus haut du canton, longtemps la mieux entretenue du hameau. Entourée d'une inexorable avancée de ruines, elle rejoint lentement ses voisines dans le délabrement.

Solange est seule maintenant dans le bâtiment. Elle est restée après la mort des parents. Débile légère, ils l'avaient protégée. Au départ des frères et sœurs, elle s'est occupée des deux vieillards. Le père est mort le premier à presque cent ans. La mère, après avoir harcelé Solange de ses exigences et l'avoir méprisée à coups de « pauvre idiote » ou « simplette », est morte rapidement en silence. Solange tient impeccable l'intérieur de la maison et le potager pour le jour où les frères et les sœurs reviendront. Peut-être. Quand elle ne fait pas le ménage, qu'elle ne regarde pas les questions au gouvernement à la télévision parce qu'elle a le plus profond respect pour les élus, elle s'assoit dans la chambre de ses parents entre les deux lits à rouleau et parle.

On ne peut pas vraiment dire qu'elle leur parle. Elle ne leur a jamais parlé de leur vivant. À peine demandait-elle ou donnait-elle une information. Non, elle commente la journée qui passe, le journal et les annonces funéraires. Surtout les avis d'obsèques.

C'est rassurant d'être toujours en vie quand les autres meurent.

À Toubib qui vient tous les trois mois, elle demande toujours les mêmes choses : la tension, le temesta pour dormir et un sirop pour la toux. Il a compris que tout tient à ce rituel ; s'il dérogeait, l'équilibre serait rompu et elle se laisserait mourir, seule et abandonnée du monde des vivants.

Que reste-t-il de toutes ces personnes, de toutes ces histoires ? Parfois, Toubib se sent dépositaire de ces existences. Qui d'autre pour témoigner ?

Dans le bourg, la grande maison bourgeoise a de moins en moins fière allure, elle était pourtant la fierté du quartier. C'était le fief d'une ancienne famille d'artisans et de commerçants. Mais tous exerçaient des métiers inutiles maintenant : bourrelier, corsetière, cordonnier. Il ne reste qu'une fenêtre ouverte sur la rue.

Roberte vit mal son veuvage de deux ans. Elle et son mari s'engueulaient tout le temps. Pour être plus juste, elle lui criait dessus le plus souvent possible. Il était – faisait le – sourd et partait gratter son jardin. Maintenant qu'il est mort, elle lui trouve toutes les qualités : Marcel avait raison, il avait bien dit que, il savait que… Elle ne lui reconnaît plus qu'un seul défaut : il lui a toujours préféré sa fille. La vie de

Roberte est maintenant vide, ou plutôt creuse. Elle remplit ses creux en classant et reclassant les photos où Marcel apparaît. Elle appelle Toubib pour assurer la chronologie.

— Regardez, Docteur, là on voit déjà la maladie sur son visage.

Quand elle a épuisé son stock personnel, elle collecte auprès des autres la moindre photo de Noël, bal d'association, fête votive et refait son classement. Les portraits se raréfiant, elle part à la recherche des papiers notariés, feuilles d'imposition, relevés bancaires et les classe. Elle prépare l'inventaire « vente sur place après décès ». Sa fille n'habitera jamais là et voudra réaliser ce capital au maximum.

La petite maison en sortie de bourg récemment reprise est pour Toubib un crève-cœur : les nains de jardin, passe encore. Mais les balustres disproportionnés avec un aigle de pierre reconstituée d'un côté et un lion du même acabit de l'autre ! C'était le refuge de Sarah, grande lectrice, qui peignait des chats et des fleurs quand elle ne lisait pas.

Sarah rescapée des camps de la mort ne parle plus de tout ça. Elle cache les chiffres tatoués et les traces des coups de bâton sur son dos. Elle vit recluse. Elle sait. Elle attend la maladie d'Alzheimer qui effacera les souvenirs. Elle ne sait pas que la mémoire de la souffrance dure plus que celle des faits. Son corps se souvient des douleurs si son esprit oublie les circonstances.

Plus loin vers la campagne la plus dure, cette bâtisse a peu de chances d'être reprise. Sans charme aucun, trop grande, l'allée prétentieuse envahie de ronces.

Maurice vient d'enterrer sa mère. Son absence est aussi lourde que l'était sa présence. Coincée dans son fauteuil roulant entre le déambulateur utilisé autrefois et la cuisinière à bois, les jambes pleines d'eau malgré la contention, le visage faussement bienveillant, attentive à ce qui était pour elle la bonne marche d'une maison. Elle s'est endormie à son poste de commandement pour ne plus se réveiller.

Maintenant, le fils célibataire attend, boussole qui a perdu son nord. Il ne sait plus parler que de ses blessures de la guerre d'Algérie, de ses douleurs qui taraudent sa tempe gauche trépanée. Il n'a plus de conversation depuis qu'il a pris conscience que tous ceux de sa classe sont inscrits sur le monument aux morts. Il appartient au monde du passé dont le phare maternel éclairait la côte. Cette lueur éteinte, ne restent que les ténèbres de la guerre, et tout ce qui le fait encore vomir quand il se réveille en sueur.

Marguerite habite avec sa fille deux pièces où se dressent des tours de journaux et de magazines. Malgré le sol en terre battue, pas de trace de saleté mais un empilement dû à l'exiguïté. Marguerite passe ses journées à attendre le retour de sa fille de son travail. Elle se déplace peu. Elle reste assise, coincée entre la vieille cuisinière et le mur jauni, le petit chien sur ses genoux. Celui-ci est habitué à regrouper ses demandes : sorties pour les déjections et besoins alimentaires, Marguerite ne se lève qu'une fois le matin et dans l'après-midi. Pendant que la bête vaque à son hygiène, elle remplit la gamelle d'eau et celle des croquettes. Elle patiente la porte ouverte même l'hiver. Il faut dire qu'il fait très chaud à l'intérieur. Elle recharge du bois dans le foyer de la cuisinière et tout le monde reprend son poste. La télévision n'est allumée que par la fille. Marguerite écoute la radio. Elle garde en permanence sur le visage un sourire qui peut prendre parfois un air narquois mais sans plus. Même seule, elle sourit. C'est dans l'ordre immuable des choses, comme la radio, comme le petit chien, comme les menus, fromage blanc et potage de légumes mouliné épais. Toubib essaie de convaincre de faire attention à la diététique mais sans plus ; on ne peut pas faire bouger ce qui ressemble à une béatitude immobile. Marguerite est porteuse d'une maladie cardiaque avec un sévère dysfonctionnement de la valve mitrale. L'auscultation est impressionnante. Comme dit Toubib, on n'a pas besoin de poser le sthéto sur la poitrine pour entendre le son pathologique. Pourtant, aucun essoufflement, à peine un œdème des chevilles. Marguerite vit au ralenti depuis la mort de Gaston. Elle n'a aucun effort à faire, donc pas de signes d'insuffisance cardiaque. Toubib aime beaucoup venir voir Marguerite chez elle. Le petit chien l'adore et abandonne les genoux de sa maîtresse pour ceux du médecin. Marguerite sourit encore plus. Toubib renouvelle le traitement assis en bout de table. Il est fasciné par une reproduction de sainte Anne et la vierge Marie de Léonard de Vinci : il trouve que le sfumato va très bien avec le mur jauni par la combustion du bois au long cours. Il est encore plus étonné de l'accrochage : pour laisser un accès à l'interrupteur électrique, on a découpé un carré en plein entre les bras de la Vierge. On a préféré mutiler l'image mise là par choix, sans besoin, pour laisser la modernité s'installer dans la maisonnette. Il n'est jamais venu à l'idée de déplacer le clou suspensif. Cette illustration d'une certaine immanence a toujours réjoui Toubib. Un jour, comme prévu, on a retrouvé Marguerite morte à sa place. Le petit chien attendait Toubib sur la table de l'autre côté. En sautant et aboyant, il avait décroché sainte Anne qui gisait sur la toile cirée.

La région se meurt doucement. L'espace rural se meurt. La médecine générale agonise. Pas de nostalgie. Pas de regret. Cela devait sans doute être. Mais prenons soin de nous tous.

14

Home sweet home

Il paraît que tous les « vieux » veulent mourir chez eux. Je pense que beaucoup préféreraient vivre encore, même en maison de retraite. La réticence naturelle à l'entrée en institution est largement manipulée. La peur de la nouveauté, le deuil du chez-soi, de ses souvenirs accumulés, braises sur lesquelles soufflent une société oublieuse de ses anciens, des familles pingres ou sincèrement persuadées de bien faire, sont des freins.

Je suis persuadé que le maintien à domicile sera de plus en plus facile pour de nombreux malades. L'hospitalisation à domicile rend possibles dialyse, chimiothérapie, etc. La démence ne permettra jamais une telle prise en charge, sauf à mettre en péril la santé et l'équilibre de tous les aidants.

Les cas de maltraitance existent en institution mais, quoique volontiers médiatisés, ils sont rares par rapport à ceux constatés au domicile. Cette maltraitance à domicile est parfois évidente, souvent ignorée, la plupart du temps de bonne foi. Parfois l'alerte est donnée.

Toubib est prévenu par l'infirmière libérale qui s'occupe de la vieille dame : la grand-mère démente saigne de la bouche. L'examen est difficile car la pauvre vieille est réticente. Il existe des blessures des gencives édentées et elles sont douloureuses. La cause est un gavage par le fils et la belle-fille avec une canule en forme de tire-bouchon, utilisée pour nourrir les moutons et les veaux, enfoncée de force dans la bouche pour la nourrir : il ne faut pas qu'elle meure avant une date fatidique pour ne pas payer de droits sur la cession des terres. Elle vivra en mangeant seule, à sa faim et longtemps, en maison de retraite.

Le couple s'est toujours déchiré. Maintenant, elle est démente et le harcèle. Ancien alcoolique, il a vu sa tempérance récompensée par un cancer du pancréas qui le fait souffrir. Assis en bout de table, il supporte les sarcasmes, les coups de sa femme. La famille se venge : mauvaise mère, coureuse, père alcoolique violent… Qu'ils se débrouillent. On ne va pas payer une maison de retraite à la mère juste pour protéger ce vieux pochtron !

Il faudra attendre son hospitalisation à lui en soins palliatifs pour qu'elle soit placée en institution. Et on ne fera pas de caveau au père. Trop cher. On n'est pas loin du « c'est bien fait pour eux ». On règle ses comptes tôt ou tard. On peut aussi les solder avec amour.

Dans la région, les anciennes maisons à un étage le long des voies ferrées aujourd'hui disparues, hébergeant les aiguilleurs, sont appelées maisonnettes. Ici, le fils est en train de mourir dans l'unique pièce au rez-de-chaussée. Il est jaune bouton d'or dans des draps plus que douteux. Quand Toubib arrive un dimanche de garde, il trouve la mère, assise à côté du lit, qui pleure doucement. Le père, attablé devant une bouteille de vin rouge entamée et un verre bien culotté, bougonne. Fallait pas appeler le médecin : il va crever. Ça va coûter cher pour rien.

Il a raison, le fils mourra dans la journée après avoir refusé l'hospitalisation.

En revanche, un autre fils se battra pour mettre en maison de retraite ses parents. Le père mourra dans un tableau démentiel, la mère arrêtera sa consommation alcoolique et sera une petite reine de l'institution, appréciée de tous.

Souvent le discours tenu par l'entourage est celui-ci : si vous mettez ma mère, mon père en maison de retraite, je ne lui donne pas deux à trois mois pour mourir.

Dans mon expérience de plus de trente ans d'exercice gériatrique donc vingt de médecin coordonnateur, je n'ai vu cela se produire qu'une fois : une dame très âgée morte sans autre cause que son placement en institution. Malgré mes conseils à la famille, personne n'a eu le courage de la prévenir. On ne lui avait rien dit pour ne pas la choquer. On l'a tuée.

Un autre cas d'entrée en maison de retraite dissimulée s'est mieux terminé ; le fils avait dit à sa mère parisienne, qui ne retrouvait plus son appartement après des errances dans son quartier, que le séjour était temporaire, le temps qu'une vague cousine restée au pays s'occupe d'elle.

L'attrait de retrouver ses origines rurales et une personne avec qui elle avait fait les quatre cents coups dans son adolescence l'avait décidée à quitter son douzième arrondissement. Elle débutait alors son Alzheimer. Elle a téléphoné à la cousine qui lui a dit qu'elle viendrait certes la voir à la maison de retraite mais qu'il était hors de question de faire plus. La dépression qui a suivi a demandé plusieurs mois de soins. Heureusement que le personnel touché du mensonge a bien entouré la résidente.

Il faut reconnaître un effort de rénovation architecturale des Ehpad. Mais si le cadre est parfois beau, souvent les contraintes administratives dénaturent le projet et castrent les prises en charge ambitieuses.

Qu'attendre d'une direction qui reproche au médecin responsable de n'avoir qu'un mot à la bouche, éthique ? Rien, elle se contente de remplacer les vraies aides, le personnel diplômé en constante formation, seule prothèse de vie pour les malades, par des gadgets : bracelets qui font bip, colliers qui font tic, portiques qui font vroum. Cela est très efficace pour la visite des responsables politiques et administratifs. Voyez comme c'est joli, sécuritaire et cher. Donnez-moi un bon budget pour continuer à faire retentir toutes ces alarmes, toutes ces onomatopées de la modernité. Ah ! Les portes à digicode ! Quand la seule décision que vous pouvez prendre est de tourner à droite ou à gauche au bout du couloir, toute entrave à ce libre arbitre est gravissime.

Oui mais la sécurité ? Un malade désorienté ne comprendra pas l'obstacle de la porte avec digicode. Il va s'acharner à l'ouvrir jusqu'à casser le système. Il va s'en prendre à son bracelet, au mieux le poser et le perdre. Petite statistique personnelle : sur cinquante malades présentant des troubles des fonctions supérieures à des degrés divers, une seule a compris l'alarme au poignet.

La seule sécurité est le soutien d'un personnel formé. Pour avoir dit cela en conseil d'administration d'un établissement, un politique local m'a apostrophé : « Vous n'êtes qu'un poète, un philosophe. » Propos énoncé avec mépris, son auteur étant incapable de comprendre le compliment qu'il me faisait et dont je suis indigne.

La formation du personnel est devenue pour moi, au fil du temps, une obsession. Prégnant souci à la hauteur des factures des organismes de formation, officines scandaleusement inefficaces et scandaleusement onéreuses. Permanente préoccupation à la hauteur des enjeux. Tout simplement le respect de part et d'autre de la prise en charge.

Dans le milieu rural que je connais, quand une femme est isolée, seule avec des enfants à charge et au chômage, la solution quasi obligatoire vu le vieillissement de la population est de faire d'elle une aide ménagère. Quel mépris pour tout le monde ! Pour ces femmes, toujours assez bonnes pour torcher les vieux. Pour les vieux, auxquels un personnel sans vraie formation et sous-payé suffira. On change le nom du métier en auxiliaire de vie pour faire croire, pour faire bien. Puis on laisse face à face deux personnes fragiles en espérant que de ces deux fragilités naîtra au moins une complicité affectueuse.

Raymonde est particulièrement difficile. Elle vit dans le souvenir de ses possibilités d'avant, avant l'obésité, avant l'insuffisance respiratoire, avant l'infarctus. La nouvelle auxiliaire de vie, Valérie, fait partie des envahissantes. Elle flatte Raymonde pour bientôt déposséder les aides-soignantes des soins à domicile, commente les ordonnances, choisit les médicaments à prendre et à laisser. Raymonde ne veut plus l'oxygène, Valérie dit au médecin que cela ne sert à rien. Le kiné fait mal, Valérie téléphone pour qu'il ne vienne plus. Bientôt les aides-soignantes qui obligent à la douche sont mises sur la touche. Valérie le fera très bien, pense-t-elle. Non, elle le fera comme Raymonde le veut, mais pas bien. Les mycoses sous-mammaires seront vite de retour. Bientôt, elle prend des initiatives et supplante le fils. Raymonde ne voit plus que par elle jusqu'à mettre son fils à la porte. Il avait retardé la mise sous tutelle et voit le piège se refermer sur lui. Valérie a pris la place.

Peu reconnue familialement, socialement, elle a trouvé la mamie qui, toute contente d'avoir un soutien dans tous ses caprices, lui offre son cœur. Ce n'est plus : « Mieux vaut un animal que des enfants », mais : « On est mieux servi par des étrangers que par les siens. »

Isabelle a pris le pouvoir dans plusieurs maisons. Mais, avec Monique, elle a du fil à retordre. Elle a écarté les voisins, les amis, les infirmières. Elle s'attaque maintenant à Toubib, commentant puis critiquant ouvertement les ordonnances. Monique résiste. Isabelle change de pharmacie pour introduire des fortifiants refusés par Toubib. Puis elle commet une faute. Elle s'autorise un coup de téléphone au fils car elle trouve qu'il ne prend pas assez soin de sa mère. Elle ne sait pas qu'il est tétraplégique dans un institut de rééducation. C'est le secret de Monique. Elle n'admet pas l'intrusion, congédie Isabelle, ne fait plus confiance à personne, ne renoue avec personne. Un mois après, elle prend tous ses médicaments en une fois.

Je ne veux pas avoir l'air trop sévère. Ou plutôt si, je ne suis pas assez sévère. Non envers ces femmes piégées par un système à bas prix, de basse qualité, mais par ceux qui en profitent. Certaines associations qui, surfant sur la mode du maintien à domicile à tout prix et sur la misère sociale, fournissent à des tarifs prohibitifs (il faut bien entretenir les intermédiaires et les paperassiers) des aides en leur faisant miroiter un statut de quasi-gouvernante. On fait croire à une formation ; un intervenant ressasse des banalités sur la vieillesse, la démence. Ce sont souvent d'anciennes infirmières améliorant leur retraite : elles fonctionnent sur le « de mon temps » et plaquent leurs mauvaises habitudes antérieures sur un public avide de savoir pour être reconnu. Il y a eu des progrès depuis leur époque, mais elles ne veulent pas le reconnaître : c'est dur de se remettre en cause, qui plus est quand on n'est plus dans le bain.

L'hypocrisie ultime est l'évaluation qui intervient en fin de formation. Une feuille distribuée où l'on coche des cases de « pas du tout » à « excellent », en réponse à des questions comme : « Cette formation vous a-t-elle apporté ce que vous attendiez ? » Comment répondre non quand c'est la première fois que l'on vous paie l'essence pour aller à la sous-préfecture, une semaine entre filles, en laissant les mioches et les soucis derrière vous ? La formation aura été la plupart du temps d'un niveau inférieur à toute émission de télévision de vulgarisation. Ajoutez à cela que, comme c'est honteux d'être femme de ménage, on ne fait plus le ménage, personne ne le fait et les infirmières à domicile font les pansements d'ulcère de jambe au milieu de la poussière, des crottes de chats et de chiens. Je mets au défi quiconque de me traiter de menteur. Tous ceux qui interviennent à domicile savent que j'ai raison. Il y a plus d'histoires comme cela que de maltraitance en maison de retraite.

Je me suis souvent fait critiquer en tant que formateur et/ou conférencier car trop exigeant dans mes propos. Je n'ai jamais hésité à parler de morale, de philosophie, d'éthique, de littérature, de poésie. Je n'ai jamais hésité à citer même Kant, Ricœur. Je n'ai jamais pris mes auditeurs pour des inférieurs. Ce n'est pas le récepteur qui est hors d'atteinte, c'est le message qui n'est pas bien transmis. Aucune question n'est idiote ou hors de propos. Il faut du courage pour la poser devant tout le monde. Elle mérite donc la plus grande attention et doit être écoutée, reçue ; la réponse doit être explicitée et non assénée.

Partir d'une réflexion qui, au début de la formation, est pauvre car manquant d'outils, pour reprendre le même cas en fin de formation et entendre les mêmes participants capables de trouver LEUR cheminement éthique et d'argumenter leur choix, est sans doute un des plus grands plaisirs qu'il m'ait été donné de ressentir.

15

L'ÉLAN VITAL

Jeanine B. a eu une vie bien remplie : un mariage raisonnablement heureux, deux enfants en bonne santé, l'aîné professeur de maths en couple, père de deux beaux garçons, une relation facile avec sa bru, et la cadette célibataire un peu vieille fille mais si gentille avec sa mère et si attachée à ses neveux avec un travail stable à la Poste. Bref, pas de gros soucis, son veuvage lui-même s'était fait en douceur, Marcel ayant eu la bonne idée de partir dès sa retraite d'un cancer de la plèvre dû à l'amiante, lui laissant une confortable indemnité. Jeanine l'avait bien sûr pleuré, mais avait finalement bien réagi, aidée en cela par ses amis du club de Scrabble.

Pas de problème de santé majeur, un peu de tension, un peu d'ostéoporose, une ordonnance renouvelée tous les trois mois, même pas de médicament pour dormir car ça attaque la mémoire.

Un samedi soir, en se lavant les dents avant d'aller se coucher, elle glisse sur le tapis de bain, tombe et se fracture le col du fémur. Elle reste à terre toute la nuit. L'alerte est donnée par sa fille le lendemain, car personne ne répond au coup de fil dominical entre mère et fille. Les pompiers l'amènent à l'hôpital, le séjour aux urgences sur un chariot dans le box s'éternise, tant et si bien que, le lundi matin, quand le chirurgien examine les radios et décide la pose d'une prothèse de hanche, on constate une escarre sur la fesse, ce qui fait hurler au scandale le personnel du service de chirurgie orthopédique, dénutrition, abandon des vieux par leur famille indigne, incompétence des médecins généralistes : bref, tout le monde y va de son commentaire.

Jeanine, elle, ne sait pas ce qui la fait le plus souffrir : sa fracture, son escarre, sa honte d'être brutalement un supposé objet de maltraitance familiale, la peine de sa fille ou les reproches voilés de son fils qui lui avait bien dit que les tapis et paillassons étaient dangereux à son âge.

Quoi qu'il en soit, Jeanine est opérée et bien opérée, elle est mise debout au deuxième jour, marche avec le kinésithérapeute au quatrième et… patatras, plus rien ne va. Une place en service de soins de suite et réadaptation n'étant pas trouvée, le retour à domicile se fait. Officiellement, il y a mise en place d'aides, mais, bien sûr, la sortie se fait un vendredi et on ne peut le week-end joindre le service d'aide à domicile, le kinésithérapeute libéral ne pourra passer que deux fois par semaine et ne commencera les soins que dans huit jours. Jeanine ne peut plus dormir sans hypnotique donné systématiquement à l'hôpital. Le portage de repas se met en place, mais Jeanine n'a pas de micro-ondes et mange sans appétit une cuisine non choisie, froide. L'escarre ne guérit pas ; sans s'aggraver, elle stagne et la douleur demande une prise en charge vite inflationniste. La famille assiste, impuissante, ne comprend pas, demande une explication au médecin, de préférence une cause physique mais le praticien commence à parler de dépression. Alors les proches demandent à Jeanine de se secouer. Si seulement elle le pouvait, si même elle comprenait ce qui lui arrivait. On a donné un nom à son état, moins honteux que dépression : syndrome de glissement.

On multiplie les passages d'aides et de soignants mais rien n'y fait : Jeanine, toujours aussi douce et gentille avec tout le monde, se reproche de causer tous ces problèmes et ose même dire qu'il est peut-être temps pour elle de partir. La prise de traitement psychotrope ne fait pas l'objet de consensus entre la famille et le corps médical : le médecin voudrait bien prescrire un antidépresseur mais la télé a dit que ça donnait l'Alzheimer. Vous êtes sûr, Docteur, que ce n'est pas un manque de quelque chose ?

Si, si mais ce quelque chose qui manque ce n'est pas du magnésium, du fer ou des vitamines, c'est tout simplement l'envie de vivre !

Cette histoire est bien banale : c'est elle qui remplit les maisons de retraite, souvent avec des entrées en urgence ou tout du moins non préparées, ce qui est délétère. Mais l'institution va faire son travail, c'est-à-dire tenter de redonner à Jeanine une image positive d'elle-même. C'est la notion du CARE, mot anglais que l'on peut traduire par « prendre soin » alors que le mot CURE pourrait être traduit par soigner.

Un changement de voyelle qui change tout !

Pas besoin d'être soignant pour prendre soin. Mais les soignants ne doivent pas s'interdire de prendre soin sous prétexte de soigner.

Il est des héros du quotidien. Fabien en est un. Des débuts difficiles, chaotiques. Toubib n'en sait rien et il s'en fout. Des addictions. En particulier un long et profond compagnonnage avec l'alcool. C'est le mouvement associatif qui va le guérir. « Vie libre » va l'accompagner, le soutenir, et l'ouvrir aux autres. Mais le tabagisme bouche les artères de ses jambes. Plusieurs opérations. Bons résultats au prix de cinq kilomètres de marche tous les jours et plusieurs longueurs de piscine trois ou quatre fois par semaine. Et bien sûr arrêt du tabac. Il bénéficie d'une pension d'invalidité, soit à peine au seuil de pauvreté. Il se trimbale de prisons (il s'est fait agréer par la pénitentiaire) en hôpitaux pour repérer, rencontrer des personnes malades d'addiction, tisser des liens en vue de la sortie, de l'après. Mais le crabe nicotinique le rattrape. Son larynx est atteint. Chirurgie, rayons.

Bons résultats immédiats mais il reste une sécheresse de bouche par arrêt de la salive. Il a une fidèle compagne, sa bouteille d'eau minérale qui le suit partout et qu'il sort dès que la langue colle au palais. Reste aussi une drôle de voix éraillée qui accentue son accent de titi parisien. Il continue d'animer et de prendre la parole dans des réunions.

Sur son agenda sont notées les dates des audiences de ses protégés au tribunal. Sa présence, reconnue des juges, est gage d'une prise en charge. Cela allège les peines prononcées. Toubib échange avec lui pour le suivi médical. Une relation de confiance s'est nouée. On parle volontiers des rechutes des jeunes héroïnomanes qui vont et viennent. Fabien assume beaucoup mieux ce que Toubib vit comme des blessures narcissiques. Toubib tient encore à son image de soignant, Fabien est au-delà. Son regard n'est ouvert que sur les autres.

C'est un jour de débat ordinaire à l'Assemblée nationale : sur trente députés présents, dix dorment, dix font autre chose et dix font passer une loi en catimini, loi qui interdit les miroirs. Tous les miroirs, glaces, armoires, œil de sorcière, toutes substances réfléchissantes. Que croyez-vous qu'il arriva ? Une vague de dépression grave, une épidémie de suicides sauf chez les amoureux. De savants docteurs se penchèrent sur le phénomène et conclurent que les amoureux se regardaient dans les yeux et se voyaient eux-mêmes dans les yeux de l'aimant.

Et si nous n'existions réellement que par le regard des autres ? Et si l'absence du regard de l'autre tuait aussi sûrement que la plus grave des maladies ?

16

CABINET MÉDICAL

La salle d'attente d'un cabinet médical est à la fois une scène et les coulisses d'une autre scène. Scène d'une comédie sociale et coulisse d'une tragédie personnelle. En cela, elle illustre bien un des dilemmes de la médecine générale dans ce qu'elle a de plus authentique : la médecine en milieu rural. Prise en charge d'une communauté mais aussi d'individus. Théâtre où l'on se montre, voire où l'on s'exhibe dans l'impudeur de sa plainte, de sa douleur affichée mais aussi recherche du secret du bureau où l'on peut tout dire sans être jugé. Du « tu m'as vu quand je souffre » au « fais quelque chose j'en peux plus ».

C'est Nicole qui gère la salle d'attente. Euphémisme de dire que c'est son royaume. Elle accueille, sourit, parle, écoute, console, fait régner un semblant d'harmonie, de convivialité. Dans cet espace où l'on doit se supporter, elle décide du tolérable et de l'inadmissible, freine le militant, respecte l'introverti, régule les resquilleurs. Toubib dit parfois que c'est pour elle que les patients viennent. Ils préféreraient rester chez eux pour attendre la visite du médecin mais là, le spectacle est de qualité avec une animatrice affable et efficace.

Pourtant Nicole est trop sensible pour tout connaître des heurs et malheurs. Ils se sont partagé le boulot. À Nicole, le sourire, la légèreté. À Toubib, la gravité et les larmes. Bien sûr, beaucoup font comme si elle était médecin aussi. Elle les repousse gentiment, chacun sa place. S'installe toutefois une dégradation des conditions de travail. Un consumérisme mal compris, des revendications sans rapport avec la spécificité du geste médical. On a droit, on exige, on vitupère. La multiplication des formalités administratives y est pour beaucoup. On a peu à peu découvert la notion d'urgence de paperasse !

Tel dossier doit être prêt cet après-midi : le petit part en classe de neige demain, il me faut de la Ventoline pour qu'il en ait d'avance pour donner au prof ; j'ai enfin pu avoir un rendez-vous pour ma verrue chez le dermato, il me prend aujourd'hui car il a une défection et si je n'ai pas de lettre je ne serai pas remboursé ; Pôle emploi m'a trouvé un stage « macramé » il faut un certificat d'aptitude.

Nicole gère ces aberrations. Bien sûr, il y a tellement de vraie médecine à faire que tout se fait hors consultation, gratuitement.

La salle d'attente est aussi le lieu de la norme. Le théâtre d'une compétition pour être le plus Français moyen, le plus statistiquement majoritaire, en haut de la courbe de Gauss, pas sur les franges. Surtout ne pas se faire remarquer par une quelconque originalité, se conformer à ce que l'on pense être la règle. Cela tourne souvent aux brèves de comptoirs, voire à la beaufitude extrême.

Le côté normatif de ce petit espace social où chacun joue son rôle fait écho aux normes des bilans proposés aux assurés sociaux. De tel âge à tel âge, tu n'as pas de risques statistiques donc pas de dosage de cholestérol, dans cette tranche d'âge tu ne dois plus avoir de risque de maladie sexuellement transmissible. Un écart de un point de la moyenne est signalé et donc perçu comme un écart de quatre. L'exagération normative aboutit à la rédaction de procédures et de protocoles pour uniformiser les prises en charge. Que devient le colloque singulier ?

Une aide-soignante à domicile zélée, et peut-être colopathe, va s'appuyer sur une norme personnelle d'exonération fécale et harceler le prescripteur pour un lavement. Faut-il en arriver à peser les selles ? Une consigne métrique doit faire supprimer le meuble de famille trop imposant dans la chambre du grabataire. Doit-on construire sur le même gabarit ? À un moment, il faut dire stop : on arrête et on réfléchit. Qui est au centre du soin, sinon le patient ? Doit-on s'obstiner à lever le cancéreux métastatique qui souffre d'une vertèbre sous prétexte du risque d'escarre fessière ? Cessez de vouloir faire le bonheur de tout le monde au nom de règles normatives. Je ne suis pas tout le monde, je suis moi dans ma singularité, mes envies, mes choix, mes entêtements. Et si je ne suis plus moi de par mon handicap, ma maladie, au moins écoutez ceux qui me connaissent le mieux. Que savez-vous de mon passé, jeune soignant fier de sa science ? Que savez-vous de mes années de labeur souterrain qui me font idolâtrer le soleil et le dehors ? Du désir de liberté inscrit dans tous mes membres et qui me fait arracher toutes mes sangles et contentions posées pour mon bien ? De mon amour infini pour Bach que je ne peux plus exprimer et qui me rend sourd à tes musiquettes choisies exprès pour les vieux ? Sortez-moi de la salle d'attente et du troupeau. Regardez-moi, écoutez-moi, examinez-moi dans une rencontre singulière.

Marthe a quatre-vingt-cinq ans, un petit chien qu'elle promène tous les jours. Maintenant le chien est vieux, rhumatisant, vite essoufflé : elle est parfois obligée de le porter. Marthe n'a pas peur de la mort : elle a peur de mourir. Elle n'a pas peur de cet inconnu qui suit. Elle a peur de sa fin. C'est très précis. Ce n'est pas une vague peur d'un au-delà douteux. Elle a peur de ne plus être. Tout simplement. Elle est anxieuse du moindre signe éventuellement pathologique, elle accepte la douleur d'usure, la vieillesse mais refuse l'annonce possible de la fin. Cela donne un aspect particulier à son hypocondrie : elle ne consulte pas par peur de la révélation de l'échéance.

Sa fille, pragmatique, ne comprend pas et passe son temps à refuser ses plaintes et à l'engueuler. Seul son gendre l'écoute et la rassure, voire prend rendez-vous pour elle chez le médecin. Il est, dit Marthe, son sauveur. En fait il s'en fout et les angoisses de sa belle-mère occupent sa retraite désœuvrée et lui permettent de tenir les récriminations de sa femme à distance. Quand Marthe va chez Toubib elle abandonne son côté maîtresse femme, rigide et autoritaire. Elle oublie toutes ses défenses. Elle étale ses angoisses et redevient une petite fille qui a peur du noir. À Nicole, dans la salle d'attente, les soupirs et les réflexions sur l'ingratitude filiale.

Toubib vient toujours chercher le patient dans la salle d'attente. Il ne veut pas attendre de l'autre côté de la table, barrière, mise à distance des problèmes posés ? Ce n'est pas ce que le patient attend au moins de son médecin de famille.

L'échange est brut. Dans le bureau, sans filtre, la souffrance morale nue et violente, les larmes mais aussi le sourire retrouvé en sortant.

Et là, moi, Toubib, je suis une douleur qui marche. Je porte toutes les douleurs accumulées. Dans les moments de surmenage, c'est exactement ce que je ressens. J'avance lesté de tous les morts, de toutes les souffrances que vous m'avez confiées, offertes. Aucune dimension christique : je ne suis pas sacrificiel. Mais une dimension chamanique, de passeur vers un meilleur ressenti ou plus souvent vers une acceptation de la condition humaine, de notre finitude.

J'ai déjà travaillé malade, souffrant. Cela ne me pose pas de problèmes majeurs. J'oublie facilement douleur, peine et chagrin quand vous me parlez des vôtres. À peine au décès de mon père, un mouvement d'humeur envers un vieux monsieur qui s'étonnait de mon manque d'écoute ce jour-là. Je suis conscient de jouer un rôle : je ne peux pas être totalement moi. Je me présente sans artifice mais dans ma fonction. Le vrai bonhomme doit être solide, donc aussi se protéger. Le sourire et l'humour sont un bon sésame. Surveiller aussi sa gestuelle : dans un jeu de rôle filmé pour les besoins d'une formation, la position du haut de mon corps était penchée en avant, vers l'écoute. Mais quand je prononçais des mots trop rassurants, mes pieds oscillaient en négation des propos.

Le milieu rural a ceci de bien : on se connaît, on se côtoie. Le respect est plus facile. Mais c'est aussi en abandonnant un anonymat confortable. Tout se sait. Ce qui ne se sait pas s'invente. Vous leur appartenez. Ils connaissent les notes et aventures scolaires de vos enfants parfois avant vous. Vos visiteurs familiaux ou amicaux sont surveillés. Vos goûts sont connus. Vos routines deviennent les leurs.

Tout changement de voiture, tous travaux ostentatoires effectués sur la maison font l'objet de supputation. On multiplie les personnes attendant dans le cabinet par le prix de la consultation, le chiffre obtenu par les jours de l'année et on peut jalouser. Il faut apprendre à passer outre. Mais il faut être publiquement irréprochable. C'est lourd pour les enfants. Ils ont droit aussi aux petites bêtises, mais elles ne leur seront pas pardonnées avec la même mansuétude.

Toubib se rend en famille à la traditionnelle fête foraine. Comme tous les enfants, les siens aiment les manèges. Mais leur attitude est scrutée. Ils gagnent trop de tours gratuits : c'est obligatoirement grâce à la bienveillance coupable des forains. Ils percutent avec trop d'énergie les auto-scooters de leurs camarades de collège : ils se croient tout permis parce que ce sont les enfants du médecin. Le comble est la consultation sauvage entre deux baraques foraines. L'homme relève sa chemise pour exhiber une lésion dermatologique.

Nicole et Toubib ont une passion, les voyages. La patientèle, bien sûr, voyage par procuration. Toubib annonce à Gisèle ses prochaines vacances :

— Ne vous inquiétez pas, c'est toujours le même remplaçant qui viendra vous voir.

Gisèle est en colère.

— Et vous partez où cette fois ? On n'est pas bien ici ?

— Au Cambodge.

Gisèle ne sait pas vraiment où se trouve le Cambodge mais il lui reste un vague souvenir de guerre par là-bas.

— Je vous préviens, si on vous enlève, je ne donnerai pas un euro pour votre rançon.

17

Sergents recruteurs

Louise souffre d'un cancer ovarien évolué. Après une prise en charge locale, il a fallu, selon le plan national cancer, passer la main au service expert régional. Le Centre hospitalier universitaire expert est à cent soixante-dix kilomètres. La prise en charge est médicalement excellente. Louise va bien au prix d'une chimiothérapie que le CHRU ne délègue pas à un hôpital public plus proche. Encore moins à une clinique privée, guéguerre public / privé oblige. Comme pour toute chimiothérapie, il y a une toxicité sanguine qui oblige à une analyse immédiatement préalable à la perfusion curative. Louise reçoit la chimio le mardi matin de bonne heure. Le prélèvement est donc fait au domicile le lundi matin par une infirmière libérale qui s'occupe de faire parvenir les tubes au laboratoire en fin de matinée. Le résultat est envoyé le jour même entre dix-sept heures et dix-sept heures trente.

Or, l'organisation du service d'oncologie médicale est telle que personne ne peut recevoir, lire et interpréter les résultats après dix-sept heures. Cela fait trois fois que Louise se lève à cinq heures pour prendre son taxi, aller à la grande ville et s'entendre dire vers huit heures trente que sa formule sanguine n'est pas bonne, qu'elle ne recevra pas son traitement ; elle repart en espérant que la semaine suivante le nombre de globules autorisera la chimiothérapie.

Bien évidemment, la déception ajoute à la fatigue. Louise s'en ouvre à Toubib. Il appelle le service pour régler ce problème. La secrétaire ne trouve rien d'autre à dire que : « Il est écrit sur la prescription que le fax du laboratoire d'analyse doit arriver AVANT dix-sept heures. » OK, OK, on sait lire à la campagne mais on ne peut aller plus vite du fait de l'isolement géographique. Serait-il possible qu'une infirmière qui débauche plus tard lise et transmette les résultats à un interne qui préviendrait Louise de rester chez elle ? IMPOSSIBLE. Le bureau est fermé à clé à dix-sept heures et on en fait déjà trop, on n'est pas assez nombreux, et les RTT et, et…

Toubib comprend, acquiesce, il a trop peur d'être mal vu. Enfin, surtout que Louise soit mal vue. Il cherche alors à parler à un confrère pour avancer. Aucun contact téléphonique n'est possible. Ils sont tous très occupés, surchargés de travail. Toubib, qui lui ne fait rien de sept heures à vingt et une heures, n'obtient qu'une vague promesse de rappel le lendemain. Promesse non tenue. Toubib tente à nouveau de joindre un des savants sur-occupés. Après une longue attente il entend une voix jeune et déjà lasse qui ne se présente pas, sans doute pour gagner du temps. Toubib décline son identité et sa qualité de médecin traitant de Louise. L'épuisé concède être l'interne du service et n'est bien sûr au courant de rien. Toubib raconte à nouveau. Il ne doit pas être clair : on ne comprend rien à son histoire. Le jeune confrère ne voit pas où est le problème ? Si Louise ne veut plus être soignée, on la raye de la liste et basta.

Jamais Toubib ne pourra faire admettre quoi que ce soit. Il demande à recevoir les résultats lui-même pour prévenir la patiente de l'inutilité éventuelle du voyage. Mais est-il bien capable de comprendre les résultats ?

La première fois où Louise restera chez elle à compter son peu de globules, un courrier vengeur, beaucoup plus rapide que les courriers habituels, viendra signaler à Toubib : « Votre malade ne s'est pas présentée. Si cela se reproduit, nous serons obligés de… »

Le ridicule le dispute au tragique. Un médecin, même jeune, même savant, même occupé, doit comprendre ce genre de dysfonctionnement. Mais non. Tout se passe comme si l'ogre CHRU bouffait du malade pour son propre métabolisme. La machine hospitalière tourne pour elle-même. Non pour soigner les gens mais pour faire avancer la médecine à coups de recherche et d'enseignement. Pour être sûre d'avoir du combustible dans l'avenir, la machine forme ses rabatteurs.

Tout étudiant rêve d'être ce grand patron qui fera avancer les choses. Il sera inféodé et tellement fier d'avoir l'oreille du maître qu'il oubliera parfois d'être l'oreille attentive du patient. Ou bien il sera un rival passé au privé et méprisé par les hospitaliers car mercantile. Comme si les patrons du public ne profitaient pas d'un secteur privé ! Rendez-vous en public dans trois mois mais en privé la semaine prochaine et payé en liquide demain.

Il paraît qu'il faut éviter la fuite des cerveaux dans le privé, donc on doit les laisser faire. Moi, je veux bien. Mais quand dans un hôpital très secondaire, un de ceux que l'on connaît en rural, le moindre chefaillon de service applique aussi ce système pour donner des rendez-vous, je suis en colère. Qu'est-ce qu'un patient pour ces gens-là ? Ne nous étonnons pas dans ce cas des remarques blessantes.

Cette diabétique perd la vue et s'en désole : elle seule conduit et va devoir laisser sa voiture. On ose lui répondre : « Madame, quand on est malade, on n'habite pas à la campagne. »

Un cancer gynécologique n'a pas fait l'objet d'une surveillance au fil des ans. La rechute arrive. À la fille qui demande pourquoi on n'a pas prévenu sa mère de la nécessité d'un suivi, on répond : « Si vous croyez que c'est facile d'expliquer à des cons ! »

Bien évidemment, ces situations sont extrêmes. Mais le simple fait de leur existence pose le problème du fonctionnement hospitalier qui en France est aussi le lieu de l'apprentissage des futurs médecins. De la faculté à la sélectivité basée sur les sciences dites exactes au terrain de stages cliniques, on ne trouve que rarement la dimension humaine. Pas ou peu de réflexion sur le pourquoi. La plupart du temps ce sont des initiatives personnelles, parallèles, bizarres pertes de temps où l'on pose plus de questions que l'on ne fournit de réponse.

Il faut que la machine tourne. Il faut des patients. Si l'on demande de plus en plus de personnel, on ne demande pas de plus en plus de patients. Ils sont là, rabattus par les ex-étudiants installés au-dehors. Pour être sûr de maintenir le système et son opacité, on morcelle en organes : cœur, poumons, cerveau, articulations. Puis, à l'intérieur de chaque spécialité, on divise à nouveau : hanche, genou, cheville, pied. À quand le spécialiste du côté gauche ? Une discipline tente de recoller l'homme éparpillé, la gériatrie, les soins palliatifs par exemple. Mais après une sidération salutaire, la segmentation, négation de l'individu dans sa globalité, revient. On parle de cardio-gérontologie. Les oncologues veulent s'approprier la fin de vie. Les neurologues aussi.

Au milieu de cette foule de consultations possibles, il arrive que le patient s'attache plus à une personnalité. Ce n'est pas pour autant qu'il peut confier tout son dossier à ce praticien. Même si celui-ci est interniste, censé s'occuper de tout l'organisme. Au fil des ans, cette spécialité a pris un tournant : celui des maladies rares, compliquées, voire orphelines. Ah ! la belle épithète ! Un orphelin n'a pas de parents. Une maladie orpheline n'aurait-elle pas de cause ? Non, elle n'a pas de traitement spécifique ou, selon certaines définitions, elle est rare et n'intéresse pas la recherche. Coucou, je suis là. J'ai une saleté qui me fait souffrir, pourrit ma vie et celle de mon entourage mais ça n'intéresse pas la recherche qui doit déboucher sur un marché rentable. Orphelin doit donc être pris au sens de délaissé. Ce sont donc des maladies abandonnées. Je trouve que cela change l'éclairage.

Revenons à notre patient. Il cherche un médecin, une prise en charge. Le spécialiste en maladie rare va l'adresser à un confrère qui, lui, a déjà publié sur une dizaine de cas semblables. L'ultraspécialiste en maladies rares affirme ne rien pouvoir mais s'intéresse car c'est un cas supplémentaire pour sa série.

Ce n'est peut-être pas l'intérêt que le malade attend de son médecin. S'il pose une question, la réponse est le plus souvent : ce n'est pas de mon ressort. Retour donc à l'envoyeur, le généraliste traitant. La boucle est bouclée. la machine à soigner a tourné.

18

La morale et le pas trop logique

Il est près de cinq heures quand Toubib rentre. La lumière est allumée dans la chambre : elle ne dort pas.

— Alors tout s'est bien passé ?

— Si l'on peut dire.

— Qu'est-ce qu'il y a ? Tu n'as pas fait comme tu voulais ?

— Je n'ai rien fait du tout. C'était fini quand je suis arrivé.

— Tant mieux. Comme ça, tu ne t'es pas embêté.

— Le bébé était mort.

— Quoi ?

— Le bébé était mort quand je suis arrivé.

— Ils ont trop attendu pour t'appeler. Ils sont complètement idiots, ici.

— Non, non. Je pense qu'ils ont appelé quand ils ont vraiment voulu.

— Tu veux dire qu'ils ont fait l'accouchement tout seuls, que ça n'a pas marché et qu'ils t'ont appelé juste pour constater le décès.

— Si tu veux.

— Mais c'est ignoble.

Toubib ne parvient pas à se déshabiller. Il reste les bras ballants.

— Pour que cela te choque à ce point, il y a autre chose. Tu ne me dis pas tout.

— Tu sais que je suis tenu au secret professionnel.

— Ça va. Tu as raison d'ailleurs.

Elle se retourne. Toubib s'étend tout habillé. Il éteint la lumière, et là, dans l'obscurité, il arrive à parler.

— Tu sais, ce n'est pas facile de raconter. La masure, l'odeur de pisse de chat, les trois hommes recroquevillés sur leur vie, leur pauvre vie, leur triste secret. Cette jeune femme qui n'aura rien vécu, ni joie, ni douleur de cette grossesse et de l'accouchement, et ce corps qui demain sans jamais avoir ouvert les bras sera mis en terre. Ce n'est vraiment pas facile d'en parler.

— Je ne te demande pas d'en parler. Je te demande de me parler. De la pluie, du beau temps, de nous, des enfants, de ce que tu veux et pas obligatoirement de cette nuit.

— Oui mais moi je ne peux pas penser à autre chose.

— Bon, si tu veux. Mais dis-toi bien qu'un jour, il faudra en parler avec moi ou quelqu'un d'autre. Tu ne peux pas rayer cette nuit de ta vie. Cela s'est passé. Tu dois l'admettre, l'encaisser. Alors autant en parler tout de suite, surtout si l'ombre de ce fait doit planer longtemps entre nous. Je te préviens que je ne suis pas d'accord. Ou tu peux laisser ces histoires professionnelles

à la porte de ton bureau et séparer ton métier de notre vie familiale ou tu ne peux pas. Et si je dois en supporter les conséquences avec les enfants, je veux pouvoir en discuter avec toi.

Elle a raison. Toubib sait très bien qu'il n'a pas le privilège du doute, des incertitudes. Il sait qu'il ne vit pas seul humain au milieu d'un univers peuplé d'idéaux, d'archétypes.

— Tu comprends, ce qui me gêne, c'est la quasi-certitude qu'ils ont tué le gamin.

— Tu veux dire qu'ils ont tué le bébé pendant l'accouchement ?

— Non. Je pense que l'accouchement s'est bien passé mais ils l'ont délibérément, volontairement tué après.

— Ce n'est pas possible. Tu inventes.

— J'aimerais bien. Mais je ne peux me détacher de cette idée : c'est un meurtre et j'ai accepté d'être complice.

— Comment ça ?

— Je n'ai pas refusé de signer le permis d'inhumer. Je n'ai pas imposé d'autopsie et ce matin je leur ai donné rendez-vous à la mairie pour établir un certificat de naissance et un certificat de décès tout ce qu'il y a de plus banal.

— Donc si tu n'es pas content et persuadé du meurtre tu peux encore lancer le mécanisme judiciaire et ta conscience sera tranquille.

— Mais tu ne comprends pas que toute mon attitude de cette nuit m'engage.

— Je ne vois pas pourquoi tu t'embarrasses de plaire ou non à des gens que tu ne connais pas.

— Mais enfin, ce sont mes clients !

Toubib est saisi de l'énormité de l'argument. Et pourtant cette nuit il s'est placé un moment à ce niveau, celui d'un contrat, essayant de définir les contractants et le contenu. Mais il a surtout débattu de sa part, leur assignant d'emblée leurs rôles à eux.

— C'est stupide et révoltant. Tu ne peux accepter qu'ils te paient pour te taire.

— Ils ne m'ont pas payé. Je n'ai rien demandé.

— Tout est bien alors.

— C'est à un autre niveau. Ce n'est pas une question d'argent. C'est, c'est…

— Oui, c'est dans ta tête. Tu te crées des problèmes. Tu n'es pas simple.

— Si c'est pour me dire ça, ce n'est pas la peine de continuer.

— Écoute, reste simple, veux-tu. Je ne vois pas où est le problème, sinon que toi tu n'y vois pas clair. Ont-ils oui ou non commis un infanticide ? Qu'ils l'aient commis ou que tu le crois seulement, la meilleure des solutions est l'autopsie. Si elle révèle le meurtre, tu as ta conscience pour toi. Si elle montre une mort naturelle, tu seras tranquille définitivement. Tu pourras les regarder en face et te regarder.

Toubib aimerait raisonner ainsi avec solidité et certitude. Mais c'est évacuer tout le contenu de ce fameux contrat. Ou tout du moins ce qu'il pense devoir y mettre, l'idée qu'il se fait de son métier, et, à travers lui, l'idée qu'il se fait de lui-même. Le problème vient du besoin qu'il a de s'impliquer, de porter sa part de croix. Pour mieux exorciser ses démons intérieurs. Il veut soigner au sens le plus large mais il est aussi le patient.

— Tu as peut-être raison. Mais je veux encore discuter avec eux, pour essayer d'avoir des aveux spontanés.

Un coup de sonnette long et strident. Un des premiers patients depuis son installation. Toubib n'a pas dormi depuis la visite de cette nuit. Il est encore devant un café. C'est sa femme qui va ouvrir. De la cuisine, il ne peut entendre clairement. À l'ouverture de la porte succède une conversation où il décèle la voix de sa femme et celle d'un homme mais une voix fluette. « Mon mari arrive tout de suite. »

— Un nouveau, dit-elle.

— Je n'ai pas tellement d'anciens.

— Il demande s'il peut être reçu vite. Il doit aller au marché en ville.

— Je monte me préparer.

Toubib s'habille. Il a l'impression de façonner une image conforme à son rôle social : il s'habille en Docteur. Il va à nouveau jouer ce rôle, son rôle, celui qu'il a choisi. Sauf que, ce matin, il ne sait plus si c'est vraiment son emploi. Tiens, ce brave homme qui est pressé d'aller au marché à la ville sera le révélateur. Si Toubib peut devant lui faire le docteur après ce qu'il a vécu cette nuit, alors peut-être est-il à sa place. Si

Toubib peut écouter, l'écouter, écouter sa plainte, sa demande, alors le fait est qu'il joue sa partition dans le concert social. Il lui reste évidemment à répondre, à choisir sa réponse à la demande formulée.

Mais cela lui paraît totalement secondaire à cette heure. Non pas prématuré, mais secondaire. L'important, c'est l'écoute. S'il peut écouter, c'est gagné. Qu'il choisisse la réponse adéquate n'a que peu d'importance. Toute réponse médicale lui semble une tentative castratrice vis-à-vis de la plainte du patient : surtout supprimer sa plainte. L'important lui paraît être là pour le recevoir, pour la recevoir, expression de son mal à vivre.

Enfin c'est ce qu'il croit. Le patient est un jeune homme, gentleman-farmer. Il attend en lisant L'Équipe. *Trente ans, costaud, un peu empâté. Des traits poupins et des yeux clairs ajoutent à l'impression de force candide. Dans le bureau, il ne s'assoit pas, se dandine.*

— C'est pour mon coude, j'ai mal quand je force.

Il a l'air surpris quand Toubib lui demande de se déshabiller. Les consultations se font vite dans le pays, sans effeuillage. Sans vrai examen. Une plainte, une ligne d'ordonnance. Mal à la tête, prescription pour mal à la tête. Mal aux pieds, prescription pour mal aux pieds. Plusieurs plaintes, plusieurs lignes. Si c'est trop complexe, des examens radiologiques, et / ou biologiques. On réfléchira après.

L'examen clinique est banal. Manifestement cette consultation est un prétexte. Toubib se lance dans une explication sur les tendinites, l'épicondylite. Le mot tennis fait réagir.

— Je joue au rugby.

Dans le silence étonné de Toubib, il s'engouffre et lâche rapidement :

— Alors vous vous êtes fait avoir cette nuit à la Faucherie ?

— Pardon ?

— Oui, ils vous ont eu les ignobles en bas.

— Je ne comprends pas.

— C'est pas vous qui avez été cette nuit pour un accouchement à la Faucherie ?

— Si. Mais je ne vois pas en quoi…

— Ça me regarde ? C'est mon oncle leur patron et disons que je jette de temps en temps un œil sur ce que font les ouvriers. Alors je les connais les cocos. Gratinés, hein ?

— Je vous prie de m'excuser mais je ne vois pas où vous voulez en venir.

— Oh ! Nulle part. Simplement, je pense qu'ils vous ont eu.

— Comment ça ?

— Ben ça m'étonnerait qu'ils vous aient payé et puis ils vont vous faire porter le chapeau pour le bébé.

— Qu'est-ce que c'est que cette histoire ?

— Bébert est venu me voir ce matin et m'a raconté.

— Quoi ?

— Eh bien, cette nuit, le bébé mort et vous.

— Alors il a dû vous dire que le bébé était déjà mort à mon arrivée.

— Oui, bien sûr. Mais vous leur avez parlé des gendarmes, non ? Alors plutôt que d'avoir affaire à eux, ils diront à la mairie que le bébé est mort entre vos mains.

— Écoutez, monsieur, malgré votre qualité de neveu du propriétaire et patron de mes clients, je ne vous reconnais pas le droit de me tirer les vers du nez quant à mon activité médicale chez ces pauvres gens.

— Mais vous ne comprenez pas, j'en ai rien à foutre moi de vous. Vous n'êtes même pas mon docteur. Et si vous êtes le leur, vous ne pourrez jamais être le mien.

Toubib n'a qu'une envie : qu'il parte. Mais lui paiera.

— Ce que je vous disais, c'était pour vous aider. Vous allez vous foutre dans un merdier pas possible. Signez-leur, leur papier ! Qu'ils enterrent leur mioche et personne ne viendra vous chercher des poux sur la tête. Mais si vous dites qu'ils l'ont aidé à pas respirer, alors là, c'est les flics, et c'est vous qui porterez le chapeau. Compris comme ça ?

— Mais qui vous envoie me faire ce chantage ?

— Bon sang personne ! C'est pour vous. Écrasez et vous pourrez rester ici. On ne vous demande pas de jouer les redresseurs de torts.

— Vous passerez ce gel anti-inflammatoire trois fois par jour. Vous me devez la consultation.

— D'accord. D'accord. Allez. Au revoir.

Toubib se sent sauvé. Il sait ce qui lui reste à faire maintenant. Il ne se pose plus de questions. Il va se battre jusqu'au bout pour la vérité. Il fallait cette menace, cette opposition pour recoller les morceaux de sa personnalité éclatée dans le courant de la nuit.

Toubib voit se garer une mobylette bleue. Sous le casque il ne distingue pas les traits. Un homme, jeune. Il hésite, prend du recul pour embrasser du regard toute la façade, ne voit que le portail de jardin comme entrée, se dirige vers la sonnette, hésite à nouveau, déchiffre la plaque professionnelle puis entre. Toubib ouvre la porte et reconnaît le jeune homme de cette nuit.

— Bonjour. Vous arrivez bien tôt pour aller à la mairie.

— Je sais. Mais j'ai des choses à vous demander.

Dans le bureau, avant de répondre à l'invite de s'asseoir, il parcourt toute la pièce du même regard curieux et furtif qu'il avait cette nuit pour appréhender l'intrusion de Toubib. Un regard presque surpris de sa hardiesse, se posant sur chaque objet, puis revenant fixe sur le sol avant de se poser quelques objets plus loin. Toubib décide d'attendre, de ne rien brusquer. Il se bascule en arrière sur son siège, tripote son stylo. Il commence à trouver le silence insupportable quand le jeune commence à parler.

— C'est pour les papiers.

Toubib ne répond pas.

— Je sais pas si on a droit à tout, les primes, les allocations.

Toubib est désarçonné. Il n'avait pas prévu cet angle d'attaque, persuadé qu'il était d'une confession possible. Il se penche en avant à le toucher presque au-dessus du bureau.

— Pardon ?

— Oui. Je me suis dit comme ça, peut être que le docteur a raison. Avec ses papiers on peut récupérer quelque chose. C'est vrai quand il y a une naissance, on touche.

Il ose enfin regarder Toubib en face. C'est Toubib qui ne soutient pas ce regard. Il se lève en criant.

— Vous ne trouvez pas que vous exagérez un peu.

Là, c'est lui qui ne comprend plus rien. Il est donc naïvement sincère dans sa démarche. Du débat sur la déclaration ou non de la naissance d'un bébé vivant, il n'a retenu que l'aspect papelardo-financier.

— Je crois que pour l'instant le problème ne se pose pas. Les primes sont accordées quand il y a eu une déclaration de grossesse. Et là, il n'y en a pas eu, si j'ai bien compris.

— Pour les primes d'avant, d'accord, mais pour après, elle a quand même eu son mioche.

— Toute la question est là. Si on dit qu'elle a eu un enfant, il faut aussi dire qu'il est mort maintenant et dire de quoi il est mort.

— Oui, mais ça, c'est votre boulot. Je ne sais pas moi de quoi il est mort.

Il a enchaîné trop vite sa réponse à la question, sans réfléchir, pour ne pas être sincère.

Toubib pousse son avantage.

— Je voudrais bien savoir de quoi il est mort. Ce n'est pas aussi simple. Un coup de couteau ou de fusil, ça se voit mais là…

L'effarement passe dans ses yeux. Non pas la peur mais le doute sur la santé mentale de Toubib.

— Vous comprenez, il est possiblement mort étouffé, mais par quoi ?

— Il était peut-être malade.

— Aucune malformation n'était visible. Est-ce qu'il bougeait encore quand le grand-père est arrivé ?

— Je sais pas.

— Enfin, il a bougé, il a crié ?

— Non, il a pas crié, enfin, je crois pas. Il a fait que « toc » quand il est tombé par terre. Et après oui, il a remué.

— Longtemps ?

— Je sais pas. D'abord, j'avais même pas vu que c'était un mioche, tellement c'était sale, plein de sang et de merde. C'est quand j'ai vu ses bras et ses jambes devenir raides comme ça (il étend ses quatre membres et mime des secousses) puis revenir comme ça (il se recroqueville), que j'ai dit merde alors.

— Donc il a bien bougé. Combien de temps ?

— Je sais pas. Pas trop je crois.

— Mais quand le grand-père est arrivé, il bougeait encore ?

— Il m'a dit de partir tout de suite que j'ai été le chercher.

— Donc ta femme est restée seule avec le pépé.

Il sourit du tutoiement.

— Oui.

— Elle ne t'a pas dit ce qu'ils avaient fait pendant ce temps ?

— Elle a rien fait. Quand on est revenu avec les voisins, elle était debout à la même place. Elle pleurait un peu en tenant son ventre et ça saignait un peu sur ses jambes.

Manifestement, il ne voit pas où Toubib veut en venir et se laisse guider par l'interrogatoire sans en saisir le sens.

— Et après ?

— Le vieux a dit d'aller chercher le docteur, plutôt le nouveau parce que personne le connaît.

— Personne n'a vu que le bébé était mort ?

— Si, la voisine l'a dit et a parlé de couper quelque chose.

La secrétaire de mairie voit Toubib arriver. Elle s'avance vers lui et voit le jeune père. Elle feint l'étonnement.

— Que puis-je pour vous, Docteur ?

— Je viens pour un acte d'état civil.

— Je sais bien qu'on dit que les jeunes médecins font les cimetières bossus, mais vous, vous ne perdez pas de temps.

Son persiflage finit d'assurer Toubib.

— Je préfère commencer par une naissance, madame.

Il pousse en avant le père.

— Lui suffit.

— Il m'a demandé de l'assister dans cette démarche de peur de se tromper.

Son regard dubitatif ne rencontre qu'incompréhension chez le jeune homme.

Les formalités sont expédiées. Seul le prénom de l'enfant pose problème : nul n'y avait pensé. Va pour Stéphane. On sent l'atmosphère se tendre. Le garde champêtre échoué sur une chaise tripote nerveusement trois feuillets imprimés. Celui de dessus est à l'envers, ce qui fait douter de sa volonté de lecture attentive. L'employée de mairie n'a même pas cette discrétion. Elle a cessé toute activité, balancée en arrière sur sa chaise, elle suçote un crayon. Elle ne veut pas perdre une miette de ce qui va se passer.

— Et maintenant, si vous voulez bien, je vous demanderai un certificat de décès.

— Vous n'en avez pas ?

— Non. En m'installant, j'ai préféré me munir d'ordonnance, voire de formulaire d'arrêt de travail. C'est bête, la superstition, mais chacun ses faiblesses.

— Je vous en donne plusieurs.

— Non, merci. Un seul. J'espère bien ne pas en avoir besoin de sitôt.

Elle le pose devant Toubib, c'est-à-dire aussi devant elle pour épier ce qu'il va écrire. Toubib remplit toute la partie état civil. Elle peut lire. Stéphane, né le dix-sept février mille neuf cent soixante… à deux heures. Pour remplir la deuxième partie comportant les déclarations médico-légales, celle qui se cachette, Toubib s'éloigne vers les bancs qui jouxtent la bibliothèque. Elle n'a pas le culot de contourner le comptoir d'accueil. Il complète : cause du décès, apnée prolongée par circulaire du cordon sur accouchement spontané à domicile après déni de grossesse. Il lèche les bords et referme soigneusement. Il s'appuie à nouveau sur le comptoir pour cocher les cases du haut à droite. Sans hésitation. Autopsie demandée : non.

Tant qu'on cherche à soigner, voire à guérir, on prend le risque d'aimer plus la médecine que les malades. Prendre soin, c'est déjà prétentieux et souvent suffisant. C'est reconnaître l'autre, certes, comme souffrant puisqu'il s'adresse au médecin, mais aussi et surtout comme une entité différente et pourtant nécessaire à notre propre existence. Pas de compassion, de charité, de pitié, mais un intérêt, une attention, une curiosité de l'autre.

Et si je n'avais jamais rien fait d'autre que chercher l'autre ?

Je ne suis pas philosophe. J'ai beaucoup de mal à suivre un raisonnement ; mais quand je me suis intéressé aux soins palliatifs j'ai voulu creuser les définitions de l'éthique. J'ai lu, beaucoup, trop, mal. Je n'ai pas tout compris mais je me suis senti démasqué en lisant Levinas. Dévisagé. C'est cela, l'obligation éthique qui naît de la simple présence de l'autre, voire avant même l'idée de sa présence éventuelle.

Voilà. Une trajectoire. Ma trajectoire. Réconciliation.

Vivre l'éthique dans une dimension lévinassienne, c'est-à-dire comme la base et le but de toute philosophie, est un impératif trop élevé. Que l'on me permette de me nourrir de sa pensée pour présenter mon éthique professionnelle.

Dire ma tentative éthique. C'est-à-dire le chemin ardu, chaotique et cahoteux vers un équilibre acceptable, entre l'autre et soi-même. Encore plus quand ce soi-même fait profession de prise en charge de l'autre. Lourdeur pléonastique, impasse thérapeutique : on ne peut être l'autre, on ne peut l'investir, sa souffrance ne peut être la nôtre et pourtant sa seule présence exige même au-delà du soin. Sa fragilité, sa vulnérabilité sont des impératifs. Le chemin est dur, semé d'obstacles qui sont les pierres qui forment son sous-sol. Morale, spiritualité, sentimentalité, légalité, société, politique et même économie. Parfois elles affleurent à peine, se rappelant opportunément, parfois elles se dressent comme des reliefs infranchissables. Les détours sont nécessaires et peuvent être de beaux moments. Avec professionnalisme, ce métier, celui que j'ai toujours voulu exercer. Peut-être le plus beau métier du monde. On nous l'apprend. Mais ce qu'on nous fournit n'est qu'une boîte à outils. Et une boîte à outils ne peut pas être un but. Le vrai but est l'objet construit avec ses outils.

Si ce texte a une utilité, elle est dans la narration de quelques expériences qui ont pu manquer à mes débuts. Puissent ces leçons données par tous ces patients servir aux jeunes qui entreront dans cette carrière. Que tous soient remerciés de nous confier leurs joies, leurs peines, leurs douleurs, leur vie.

Table

Cet ouvrage a été mis en page par IGS-CP
à L'Isle-d'Espagnac (16)

Imprimé en France par CPI
en avril 2016

Dépôt légal : mai 2016
N° d'édition : L.01ELKN000582.N001
N° d'impression : 134688